JN086061

I want to improve my skills

ナースのためのスキルアップノート

看護の現場ですぐに役立つ

スキンケアの基本

患者さんのための予防的ケアが身に付く！

梶西ミチコ 著

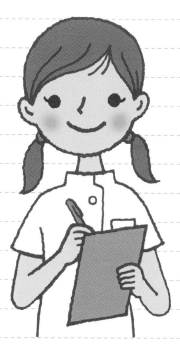

秀和システム

はじめに

　人は人間としての尊厳を維持し、健康でありたいとを願っています。そして、看護はあらゆる年代の個人および家族、集団、地域社会を対象とし、健康の保持、増進、回復、予防のための援助をすることが求められています。中でも、現代の高齢化社会においては皮膚が脆弱な対象者が多く、加齢に伴う皮膚の変化や特徴を理解した予防的スキンケアが必要です。

　皮膚は全身を覆う上質なコートといわれ、人間を外界の刺激から守り、内部環境を整える役割を持ちます。正常な皮膚の細胞は、外部からの刺激物や水分を侵入させない役割を持っていますが、皮膚の耐久性やバリア機能が低下すると、表皮剥離が起き、異物や微生物に侵入されやすくなります。

　また、皮膚が脆弱になった場所に圧迫・摩擦・ずれなどの外力が加わると、褥瘡やスキンテアの発生リスクが高まります。看護が行うスキンケアでは、皮膚のターンオーバーを円滑にし、皮膚自身のメンテナンスが円滑に行われ、常によい状態を維持するための環境調整が必要です。スキンケアの目的は、QOLの向上を図ることです。

　皮膚の健康はその人の心身の健康に大きく関与します。対象者のフィジカルアセスメントを行い、スキンケアの基本原則（清潔・保湿・保護）を実践しましょう。皮膚科看護にあたっては、皮膚の構造や機能を回復させるために、次に示す事柄の理解が求められます。

　①原因因子の回避
　②正しいスキンケア
　③適切な食事と栄養
　④休息、精神的ストレスの回避
　⑤皮膚の状態変化の観察についての指導
　⑥皮膚疾患による心理的影響

　スキンケアを通して、日常行われているケアを改めて見直す機会としましょう。何を根拠にしてスキンケアを実践しているのか考えましょう。スキンケア看護のエキスパートになるには、臨床経験やそれに基づいた臨床的直感は必要不可欠です。

　さらに、私たちは経験・直感に基づいた看護から科学的根拠に基づいた看護への転換が必要です。

2021年7月　　　　　　　　　　　　　　　　　梶西ミチコ

看護の現場ですぐに役立つ
スキンケアの基本

contents

chapter
1 スキンケアとは

chapter
2 皮膚の基礎知識

7 chapter フットケア

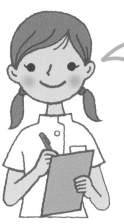

スキンケアの正しい知識を身に
付けることは、自分だけでなく、
患者さんの安心・安全のために
も重要なのですね。

新人ナース

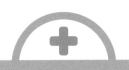

本書の特長

　本書は、医師、ベテラン・先輩ナース、同僚などのアドバイスを織り込みながら、新人看護師がスキンケアを適切に行うための基本的な知識について、具体例を示しつつ解説するものです。よりよいケアを提供するためには病態の理解が欠かせません。病態の理解とは「患者のどこに」「何が原因で」「どういった症状を呈しているのか」を理解することです。そのことを意識することで、いままで気付かなかった症状を捉えることができます。

　「こうあるべき」と捉えるのではなく、スキンケアとスキントラブルの特徴、皮膚疾患の症状、皮膚疾患のメカニズム、皮膚疾患の予防などについて、写真を豊富に用い、ビジュアル主体でわかりやすく紹介します。

役立つポイント1　予防から治療までの流れがイメージできる

　入院時のリスクアセスメントを行うことで、スキントラブルの発生を予防するために何を具体的に実践すればいいのか──それが手にとるようにわかります。個々の病態に合わせた初期計画を立案し、チームへの伝達・周知を行い、早期発見と予防に努めます。また、環境リスクの改善を図り、外的リスクの縮小に努めます。

役立つポイント2　ハイリスク患者の記載

　皮膚の構造・機能を知ることで、対象者のリスク要因を考え、どのように対処しなければならないかが明らかになり、具体的な看護が見えてきます。

役立つポイント3　ベテランナースのアドバイス

　補足説明やちょっとしたアドバイスを随所に入れてあります。併せて読んでいただくことでより理解が深まるようになっています。また、図・表で病態や身体の仕組みなどをより詳しく説明して、ケアするうえでの看護の考え方を導けるようにしてあります。少し難しいことが書いてありますが、理解できればスキンケアに対する興味がより湧いてくることでしょう。

役立つ ポイント4　根拠がわかる

　単に「これはこうなっています」というだけではなく、「なんでこうなるの？」「どうしてこの治療とケアが必要なの？」ということの理由や根拠も説明してあります。ですから、観察のポイントや、どんなケアを行えばよいのかがよくわかり、理解も深まります。

役立つ ポイント5　やさしい言葉での説明

　看護向けの書籍では専門職を対象にしているということもあり、専門用語が多用される傾向にあります。しかし、看護師といえども専門用語を使われたらわからないことがたくさんあります。一般の方に説明するようなやさしい言葉であればすぐ理解できるのに、わざわざ専門用語を引っ張り出して調べるという非常に面倒なことになりがちです。

　そこで本書ではそうした煩わしさを排除できるよう、できるだけやさしい言葉を選択し、専門用語も理解しやすいように配慮してあります。例えば、「スキントラブル」について具体的に説明することで、いままでの考え方、使用していた軟膏の特徴と効果について図・表で示しています。思考の整理ができ、治療への理解と納得が深まり、これからのスキンケアに必要で大切な根拠となります。

　本書ではこのように専門用語はできるだけかみくだいた表現にしていますが、必要な専門用語は適宜使用しています。

　以上、看護師になりたての方だけでなく、ベテラン看護師まで幅広く参考にしていただければ幸いです。

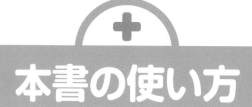

本書の使い方

　本書はchapter 1からchapter 7までで構成されています。
　スキンケアの定義と予防の必要性、褥瘡スキントラブル、スキンテア、IAD発生要因に対する対処と工夫、治療に使われる軟膏やドレッシング材の使い方、スキントラブルに対する予防と治療の流れがイメージできます。さらに、特に覚えてもらいたい皮膚の清潔・保湿・保護と皮膚の解剖生理をまとめています。

これらをよく読み、スキンケアへの理解を深めてください。基本から学びたい人は最初から、ある項目についてだけ知りたい人は途中からというように、読む人に合わせてどこから読んでも知りたい情報が得られます。それぞれの項目のポイントを絞って解説してありますので、好きなところから読んでもらってかまいません。

chapter 1　スキンケアとは

看護が行うスキンケアには、予防的・治療的スキンケアがあります。予防的スキンケアとは、皮膚の健康を保持・増進させるケアです。

chapter 2　皮膚の基礎知識

スキンケアを実践するためにまず知っておかなければならない、人体で最大の臓器である皮膚の構造と役割について理解しましょう。

chapter 3　清潔ケア

皮膚の健康を維持させて、その機能を十分発揮するためには、皮膚を清潔にするスキンケアが必要不可欠です。皮膚を清潔にするスキンケアの基本を理解しましょう。

chapter 4　皮膚疾患

皮膚に大きな影響を与える内的・外的な環境による刺激は、スキントラブルや皮膚疾患を発症させてしまいます。皮膚の構造や機能を回復させる看護方法を理解しましょう。

chapter 5　スキンテアの予防と看護

スキンテア（皮膚裂傷）は、主に高齢者に発生する皮膚の急性損傷です。高齢者の皮膚の特徴に対し、通常の医療・療養環境の中で生じる摩擦やずれが引き金となって、スキンテアとなります。

chapter 6　IADとIAD重症度評価スケール

IADとは失禁関連皮膚炎のこと。国際禁制学会で、失禁は「不随、あるいは無意識な便や尿の漏れが社会的または衛生上の問題となっている状態」と定義されています。

chapter 7　フットケア

健康寿命を延ばすためには、足のスキンケアはとても大切です。

この本の登場人物

本書の内容をより的確に理解していただくために、医師、
ベテランナース、先輩ナースがアドバイスやポイントの説明をしています。
また、新人ナースや患者さんも登場します。

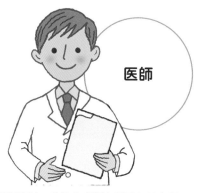

医師

病院の勤務歴8年。的確な判断と処置には定評
があります。

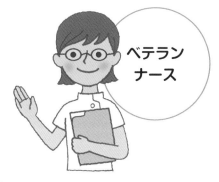

**ベテラン
ナース**

看護師歴12年。優しさの中にも厳しい指導を信念
としています。

**先輩
ナース**

看護師歴5年。新人ナースの指導役でもあります。

**新人
ナース**

看護師歴1年。看護師として知っておきたいスキ
ンケアの知識を勉強しています。

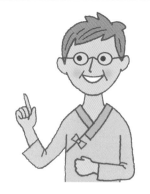
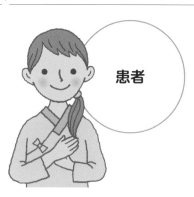

患者

患者さんからの気持ちなどを語っていただきます。

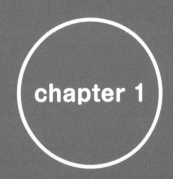

chapter 1

スキンケアとは

··

看護が行うスキンケアには、予防的・治療的スキンケアがあります。

予防的スキンケアとは、皮膚の健康を保持・増進させるケアです。

治療的スキンケアとは皮膚の健康を取り戻すケアで、

予防の視点も取り入れたケアが必要です。

スキンケアとは（定義）

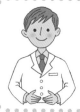

皮膚の健康を維持するために「何が必要で、そのために何をすればよいのか」を考えて実施することがスキンケアです。スキンケアを必要としている人を想い、生活者としての視点でサポートします。セルフ＋ヘルプケアで見守り、寄り添い、患者の持てる力を最大限に引き出します。

スキンケアの基本と看護

「皮膚の生理的機能を良好に維持する、あるいは向上させるために行うケアの総称である」と日本褥瘡学会は定義しています。したがって、**スキンケア**とは「皮膚を健やかに保つために皮膚の手入れをすること」であり、基本的看護の1つです。

スキンケアの原則は清潔・保湿・保護です。皮膚を清潔にして保持するためには、身体に触れる寝具、衣類の清潔も必要になります。具体的方法にはシャワー、清拭、沐浴、ベッドメーキング、シーツ交換、寝衣交換が必要になります。

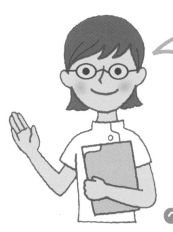

スキンケアには、生活者としての視点でのサポートが大切です。

ベテランナース

スキンケアの重要性

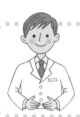

皮膚の健康に影響を与える因子が、どんなときに悪影響を与えるのか？　皮膚の健康と不健康が身体に及ぼす影響を知り、皮膚本来の機能が円滑に働くためのスキンケアを理解しましょう。

✚ 皮膚からのシグナルをキャッチしよう!!

皮膚は独自の生理機能を持った臓器であり、皮膚全体が外気に触れていることも大きな特徴です。皮膚は常時、生体を取り囲むあらゆる環境変化や刺激から生体を守ろうとしています。さらに皮膚は生体反応として、器質的あるいは機能的変化や、人の精神的心理的変化のシグナルとして、生体リスクを発しています。このシグナルを的確にキャッチし、アセスメントすることで、生体のホメオスターシスの正常化と皮膚機能の維持を行うことができます。

皮膚に何らかの変化が認められるときは、生体が危険信号を外界に発していると考え、早期に対応する必要があります。複雑化している環境条件の多様な外界刺激に加え、医療技術・機器の進歩により、あらゆる場面で皮膚がインターフェイス上の問題を発生させています。これらの要因がスキンケアの複雑化や個別性を引き起こし、スキンケアのニードと重要性を高めています。

▼皮膚の障害因子

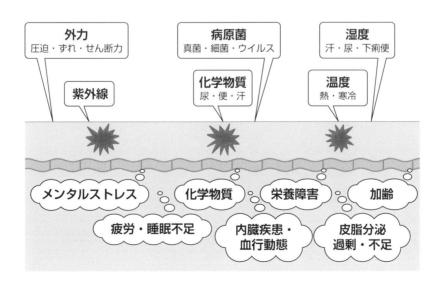

スキンケアの効用

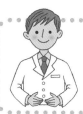

スキンケアの目的は、皮膚を清潔にし、皮膚本来の機能を発揮させることで、皮膚障害の予防に努めることです。適切な皮膚の観察は皮膚障害の早期発見につながり、スキンケアの爽快感は精神的安らぎと安定をもたらします。

なぜ皮膚は弱酸性がいいの？

皮膚の健康は全身の健康状態に左右されます。皮膚表面だけに注目すると、まず常に弱酸性に保つことが最も大切です。

皮膚表面がアルカリ化すると、あらゆる刺激に対して抵抗が減弱し、特に中高年層や病気の人においては、皮膚のアルカリ中和能の低下が見られます。これらのことから、皮膚本来の生理作用を補強するようなスキンケアの実施が必要になります。

健康な皮膚は、皮膚の色つや、適度な潤いや張り、内面的な心の健やかさ、動作や表情に影響を及ぼすとともに、皮膚自体も丈夫であることが大切です。

▼スキンケアの目的と方法

皮膚の生理機能を正常に保つ

目的
①皮膚の生理機能の強化・維持に努める
②皮膚表面の自然な再構築性を維持する
③皮膚障害の早期回復を図る

方法

| 洗浄・清潔 | 保湿 | 保護 |

生理機能の正常化には、角質層に適度な水分が必要

健康な皮膚が持っている
生理的保護作用

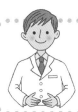

外界からの種々の刺激、傷害に対する皮膚の防衛的作用は、保護作用として展開され、生理作用として重要なものの1つです。この防衛的作用は、体外的なものと、体内的なものとに分けられます。

皮膚の体外保護作用

生命維持に不可欠な生理作用として、4項目の保護作用があります。

● **器械的な傷害に対する保護作用**

打撲、圧迫などの外力に対しては、真皮の結合繊維、皮下脂肪などが弾力性のあるクッションの役割をして内部を守ります。皮膚自身の有する治癒力や再生能力も含まれます。

● **化学的な傷害に対する保護作用**

皮膚表面には皮脂膜、角質層には脂質、ポリペプチド、アミノ酸など、緩衝作用に必要な物質が存在するため、アルカリ性刺激物、水の浸食、酸などから皮膚を保護します。

● **微生物に対する保護作用**

細菌の発生に対しても何層かに重なっている角質層が防御の働きをしています。また、皮膚表面はpHが3.5～6.5に分布する弱酸性となっており、この環境では細菌の発生が阻止されるため、皮膚に対して病原菌になることが予防されています。

● **光線に対する保護作用**

皮膚が日光に当たると赤くなったり黒くなったりします。皮膚表面の角質層のケラチンは紫外線を吸収します。また、皮膚自身の色素も紫外線を吸収して皮膚の内側を保護しています。太陽光線も健康上大切ですが、過度の紫外線は皮膚を傷害するため、適度にこれを防ぐ必要があります。

皮膚の体内保護作用

皮膚は免疫体を産生する器官として機能していることで全身的な病気の発病を予防するばかりでなく、治療にも役立っています。例えば、麻疹、水疱、疱瘡などにおいて、発疹が皮膚にできる結果、免疫体がつくられ、終生免疫となります。皮膚などへの予防接種は、体内保護作用を人工的に利用したものといえます。

また、糖尿病、肝疾患、腎疾患、消化管疾患、循環器疾患は皮膚に影響を及ぼします。糖尿病性の壊死や感染症、肝疾患の黄疸や浮腫、腎疾患の皮膚乾燥、潰瘍性大腸炎の結節性紅斑、クローン病の肛門部病変や瘻孔、動脈性の循環障害による阻血性壊死、静脈性の循環障害による皮膚炎、湿疹様病変、潰瘍があります。これらは疾患の有無、病態、進行状況を皮膚が感知し、シグナルとして表出したものです。このシグナルの意味を捉えるには、思慮深い観察と感性が必要です。看護は観察で始まります。観察の第1段階は変化に気付くこと、第2段階は変化の意味を考えることです。

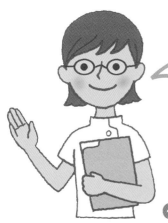

皮膚は免疫体を産生する器官として病気の発病を予防すると共に、治療にも役立っています。

ベテランナース

皮膚の健康

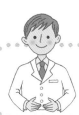

皮膚の健康は全身の健康状態と関連性があります。皮膚を1つの臓器と考えたうえでのスキンケアは健康維持に欠かせません。

健やかな皮膚

　人それぞれの身体内外の健康を念頭にスキンケアを心がける健康管理が必要です。ストレス、睡眠不足、生活の乱れ、暴飲暴食、過労は皮膚の新陳代謝に影響を与えます。したがって、規則正しい生活と精神面での安定を図ることが皮膚の健康を維持します。皮膚が健やかであれば、そのことは色つや、適度な潤いや張りや表情に表れ、肌理*が整っています。

▼健やかな皮膚

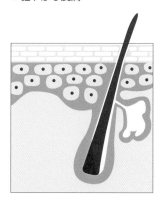

・張りがある
　皮膚に弾力がある
・しっとりしている
　適度に水分が蓄えられている
・肌理が整っている
　細胞が規則正しく生まれ変わっている

▼肌理の年齢変化

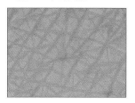

20代の肌理

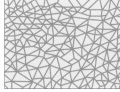

40代の肌理

60代の肌理

*肌理　皮膚表面の皮溝(ひこう)と呼ばれる溝と皮丘(ひきゅう)と呼ばれる膨らみにより規則的な三角形となっている。細かいほど肌が健やかに見える。

皮膚常在菌の作用

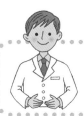

人の皮膚は出生後ただちに細菌汚染を受け、以後は細菌と共生状態です。共生している常在菌は皮膚にとって有益かつ必要な存在といえます。

皮膚常在菌の働き

皮膚は発汗があるために嫌気性菌が多く生息します。胸部、頸部、顔面で多く検出され、その増殖場所は皮脂腺と考えられています。皮膚への消毒剤使用や全身的な抗生物質投与によって皮膚の常在菌数が減少すると、病原細菌が外部から侵入して皮膚に寄生します。

このとき、病変を生じるか否かには、

❶細菌側の因子（種類、毒性量）
❷宿主の全身的防御能
❸宿主の局所的防御能

が影響します。

全身的因子としては免疫不全状態、糖尿病、加齢や疾病による全身衰弱などが挙げられます。局所的防御能の因子は、皮膚の乾燥状態、pH、健康な角質層（外傷のない皮膚）、表皮脂質の静菌作用、常在菌による抗菌作用です。宿主側の全身的、局所的防御能が低下した場合には、皮膚の常在菌であっても感染の原因となります。

アルカリ中和能の働き

皮膚表面のpHは弱酸性です。アルカリ化するとあらゆる刺激に対しての抵抗力が減弱し、スキントラブルの原因となります。
健康な皮膚は皮脂膜中にある脂肪酸と汗の中の乳酸で弱酸性に保たれています。なぜ皮膚は酸性がよいのかというと、皮膚は酸に対して強く、アルカリに対して弱いため、皮膚表面にアルカリ性のものが触れても、短期間のうちに皮膚表面のpHに戻そうとする作用が働きます。この作用を**アルカリ中和能**といいます。

皮膚の発育と老化

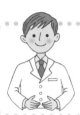

胎児は約8か月で皮膚としての構造が完成。出生後、外気に触れ、温度などの刺激を受け、真皮の血液循環も盛んとなり、汗腺数も決まります。乳児期から幼児期の肌は肌理が細かく、軟らかく、色つやも美しい皮膚になります。

皮膚の発育

小児期に色素が増加し褐色となり弾性線維も増して強靭な皮膚となります。青春期では、性ホルモンの分泌が盛んとなり、皮膚の発育は構造上も機能上も完成し、皮膚の特徴が明瞭となります。

この頃、男性の皮膚は強靭で男らしさが現れ、女性では色白で軟らかく曲線的な女らしさが現れてきます。ピークは20才くらいで、皮下脂肪が増量し、みずみずしい肌となります。

皮膚の老化

皮膚の老化現象には2つの理由があり、加齢により自然に老化していく場合と、肌の手入れや摂生が悪いために発生する場合があります。歳をとり内分泌器官の機能も衰え、皮膚の老化がホルモンの減少を招き、皮膚の老化がいっそう進みます。日本人の皮膚は女性では45歳前後、男性では

55歳頃から衰退期になります。老化を促すものに、日光の紫外線、心身の過労、たばこ、化粧品の誤った使用があり、また、皮膚の分泌作用や新陳代謝などの衰えによって肌は乾燥し、光沢が失われます。皮膚の張りが失われると皮膚がたるみ、しわとなります。

▼皮膚の加齢と皮膚構造の変化

表皮	真皮	皮下組織
菲薄化・平坦化 異常な角質 発汗・皮脂分泌減少	菲薄化 膠原線維の繊細化 ムコ多糖類減少	皮下脂肪の減少 毛細血管の脆弱化 皮膚を支える筋力の衰え
↓		
酸性バリア機能の低下 損傷を受けやすい 乾燥した皮膚➡掻痒感	弾力性の減少 外部刺激に対する抵抗力の低下	

▼高齢者の皮膚と特徴

老化、しわが増える、つや・張りがない
新陳代謝の低下➡水分保持能力の低下
皮膚の硬さ、弾性力の低下

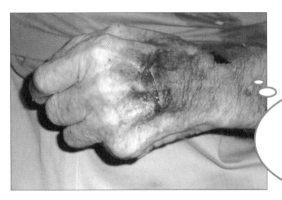

皮膚の分泌作用や新陳代謝などの衰えによって、肌は乾燥し、皮膚がたるみ、しわが増える。

▼加齢による皮膚の変化

皮膚の乾燥、しわ、たるみ、色素斑、老人性紫斑

乾皮症、
皮脂分泌量・
角質水分量の低下

真皮の膠原線維の
減少

日光や紫外線刺激、
セラミド＊の低下

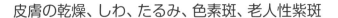

モイスチャーバランスを保持　　　健全な皮膚

▼誰にでも起こる乾燥肌

● **季節の要因**
夏の冷房の効かせすぎ
冬の暖房の効かせすぎ
冬の温度低下

● **年齢的な要因**
加齢による皮脂・発汗量の低下

● **生活習慣の要因**
洗うときに強くこする
刺激性の強い洗浄剤
すすぎの不足

● **病気や体質的な要因**
アトピー体質
遺伝的バリア機能の低下
糖尿病、肝細胞がん、腎不全などの疾患

＊**セラミド**　角層細胞間に存在する脂質の主成分。肌の内側で水分の蒸散を防ぎ、乾燥を防ぎ、肌の潤いを保持する。

▼高齢者の主な皮膚トラブル①

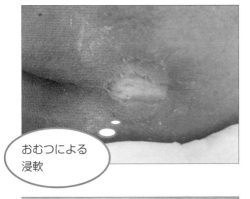

おむつによる
浸軟

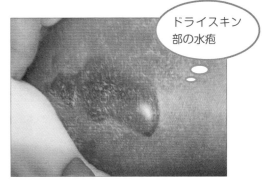

ドライスキン
部の水疱

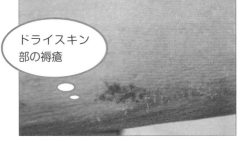

ドライスキン
部の褥瘡

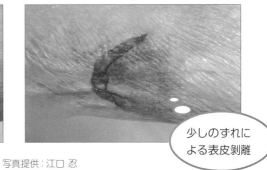

少しのずれに
よる表皮剥離

出典：重症患者のスキンケア、重症集中ケア、6（2）p2　　写真提供：江口　忍

▼高齢者の主な皮膚トラブル②

**下痢による皮膚びら
ん**

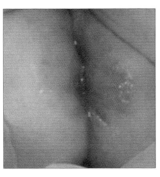

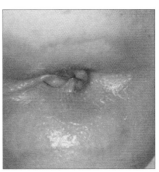

浸軟に伴う真菌感染

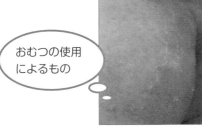

おむつの使用
によるもの

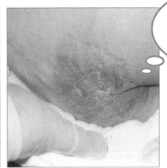

ポリウレタン
フィルム材の
貼付によるもの

出典：重症患者のスキンケア、重症集中ケア、6（2）p3

▼高齢者のスキンケア

1. 皮膚の特徴・変化

1）加齢に伴う生理的変化

①新陳代謝、皮膚再生機能の低下　②表皮の菲薄化　③真皮の弾力性の低下　④皮下脂肪の減少
⑤水分保持能力の低下　⑥皮脂分泌量の低下　⑦皮膚防御能（バリア機能）の低下

● 皮膚のバリア機能

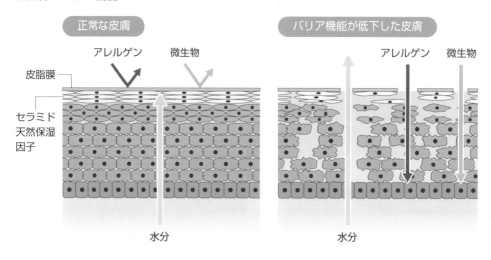

正常な皮膚	バリア機能が低下した皮膚

皮脂膜で覆われ、角質細胞間のセラミド、天然保湿因子が並列に存在。

皮脂膜、セラミド、天然保湿因子が壊れ、隙間から異物が侵入。内部の水分が蒸散しやすい状態。

● 加齢に伴う皮膚内部の変化

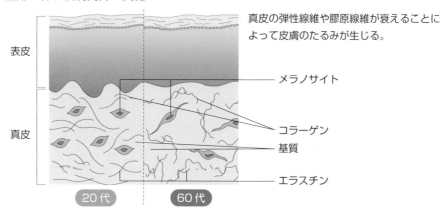

真皮の弾性線維や膠原線維が衰えることによって皮膚のたるみが生じる。

2）皮膚の特徴

①しみ、しわ、たるみが現れ、乾燥しやすい。
②外的刺激により損傷を受けやすい。
③抵抗力が衰え、感染しやすい。
④治癒に時間がかかる。

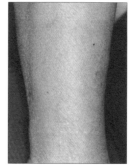

2. 観察とアセスメント

①原疾患、既往歴、合併症、アレルギーの有無、治療内容、栄養状態、清潔ケアの自立度や実際の方法、
　衣類や寝具、ベッドサイド環境。

②全身のスキンチェックを定期的に行う。

③汚れのたまりやすい部分が清潔に保たれているか確認する。

④おむつ着用時は臀部～鼠径部の紅斑や浸軟の有無を観察する。

⑤皮膚の乾燥、湿潤、掻痒感、皮膚損傷の有無、感染徴候などを観察する。

3. スキンケアの目標

・皮膚の乾燥や湿潤を避け、皮膚環境を良好に保つ。

・清潔を保ち、感染を起こさない。

4. スキンケアの方法

1）清潔保持

2）予防的スキンケア

①皮膚の乾燥を防ぐ。

②物理的刺激を避ける。衣類の選択。圧迫や摩擦を防ぐ。

③紫外線を避ける。

④その他：

　電気毛布やホットカーペットは皮膚の乾燥を助長しやすい。低温やけどを起こす可能性があるため、
　長時間の使用を避ける。

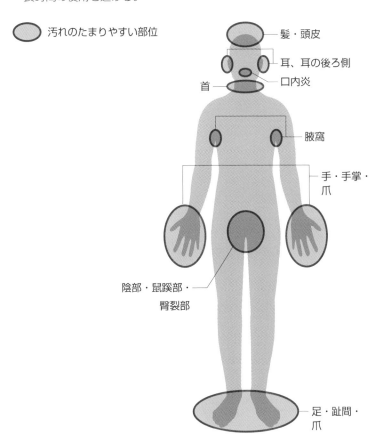

⬭ 汚れのたまりやすい部位

髪・頭皮

耳、耳の後ろ側

口内炎

首

腋窩

手・手掌・爪

陰部・鼠蹊部・臀裂部

足・趾間・爪

▼高齢者のドライスキン、皮膚の脆弱化

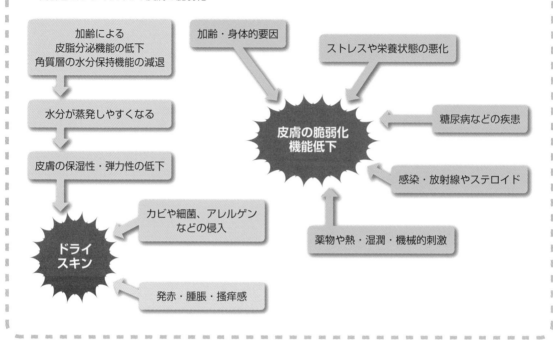

加齢と皮脂

新生児期には皮脂の分泌が多く、これは経胎盤性に移行した母親のアンドロゲンによるといわれています。生後2か月頃から皮脂腺の分泌は次第に減少し1歳の終わりにほぼ安定となり、思春期に再び増加し20〜25歳くらいでピークになります。その後、加齢と共に少しずつ減少します。女性は男性より皮脂量が少なく、しかも30歳から分泌量が減少します。また、男性は50代から減少します。そして、加齢と共に角質水分量も減少し乾燥した皮膚となります。

皮膚の老化を予防

正しい皮膚のケアと心身の安定を図り適量の食事をバランスよく摂取します。22歳を過ぎたら皮膚を乾燥させないよう、モイスチャーバランスを保つことが必要になります。角質水分量は10〜20％が適当です。スキンケアの基本である清潔、保湿、保護を忘れないようにしましょう。特に入浴後の保湿ケアは効果的です。

chapter 2

皮膚の基礎知識

スキンケアを実践するためにまず知っておかなければならない、
人体で最大の臓器である皮膚の構造と役割について理解しましょう。

皮膚とは（定義）

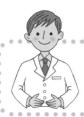
皮膚は健康のバロメーターです。厚さわずか2mmの膜で生命維持のために重要な役割を果たす人体最大の臓器です。

皮膚の表面積と機能

　自己と他者との国境の役割を果たし、常に外界に接し、環境の変化への絶妙な対応で体内環境を守っています。皮膚は組織学的に表皮、真皮、皮下組織に分かれ、付属器として毛、脂腺、汗腺、爪が存在します。成人の皮膚の表面積は1.5〜2.0m²（平均1.6m²）であり、重量は体重の約16%を占めています。

▼皮膚の機能

機能	内容
保護作用	物理的力、化学的刺激、病原微生物、紫外線に対する保護作用など
保湿作用	天然保湿因子やセラミドなど細胞間皮質、皮脂膜による保湿作用
分泌、排泄作用	汗や皮脂の分泌、不感蒸泄作用
吸収作用	外部からの水分などを吸収する
体温調節作用	発汗、立毛筋の緊張による体温調節
知覚作用	触覚、圧覚、冷覚、温覚、痛覚が分散し、脳に伝達する
合成作用	ビタミンDが紫外線照射によって合成される
緩衝作用	皮脂膜が有害物質の侵入を防ぎ静菌作用を発揮する
呼吸作用	肺呼吸の約1%に当たる呼吸を行っており二酸化炭素を排泄する
免疫作用	真皮の組織球やリンパ球などが抗体産生その他の免疫機能を果たす
表現、心理作用	表現をつかさどり、タッチングなどを通し、コミュニケーション上の意義が大きい

皮膚の構造

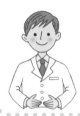
皮膚の表面は種々の方向に走る小溝（皮溝）と、これに取り囲まれた小稜（皮丘）からなっています。これらが一定の流れを示したものを指紋、掌紋と呼び、個体の識別に利用されます。また、表皮には毛孔、汗孔、爪、毛髪があり、個人を特徴付けています。一方、皮膚は表皮・真皮・皮下組織の3層からなり、これに脈管系、神経系、脂腺や汗腺が付属しています。

表皮

皮膚最上層に位置し、その厚さは人や部位によって差があり0.12〜0.2mmです。基底層、有棘層、顆粒創、角質層（角層）の4層に分かれる角化細胞からなり身体を保護します。表皮は基底細胞が14日かけて角質層を形成し、さらに14日かけて角質層から脱落します。これを**角化（ターンオーバー）**といい、通常28日を要します。

❶基底層は基底細胞からなり表皮最下層に位置する。唯一、細胞分裂を行い、基底膜と結合・分化しながら安定な繊維性タンパク質であるケラチンを細胞内で合成する。また、色素生成細胞（メラノサイト）が皮膚の色調に関与している。

❷有棘層は基底細胞から分化し表皮中最も厚い層。細胞間橋（デスモゾーム）で結合する。セラミドが合成される。

❸顆粒層は紫外線を吸収して体内を保護、細胞内のケラチンタンパクの一種であるケラトヒアリン顆粒が保湿能に関与している。

❹角質層は表皮最上層にあり、基底細胞が分化を終えて角質細胞となり鱗状で薄く無核であり、ケラチンで構成されている。

▼皮膚の構造

●**体重比16%に及ぶ人体最大の臓器**
●**外部環境から内臓を守る**

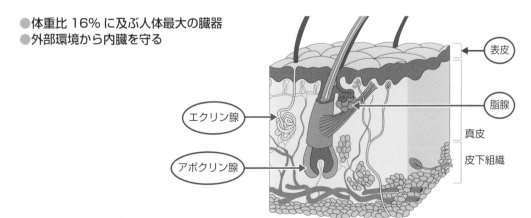

▼表皮の働き①

身体の最表面で外的刺激から守る組織 汚れ・細菌・異物などのアレルゲン

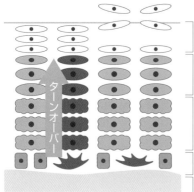

角質層（角層）：水分保湿機能によりバリア機能を果たす。

顆粒層：細胞同士が強固に結合しバリア機能を有す。

有棘層：細胞同士を結び付け、強度と柔軟性を与える。

基底層：細胞分裂して表皮をつくる場所。

真皮

▼表皮の働き②

角質層の2つのバリア機能 ⑴水分保湿機能によるバリア（⑵はp.31）

●健常な皮膚　　　　　　　　　　　　　●ドライスキン

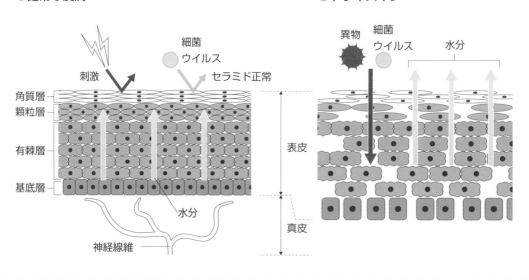

真皮

　表皮の下の層で皮膚の大部分を占め、膠原線維、弾性線維およびミクロフィブリル、基質よりなり、表皮付属の毛包、毛根、立毛筋、脂腺、汗腺があります。さらに血管系、リンパ系、神経系があります。表皮が強固であるのに対し、真皮は弾力性と柔軟性があり生体内部を保護しています。さらに血管系、リンパ系が表皮への栄養補給や新陳代謝を行っています。真皮の線維成分の90%

以上は膠原線維で、ほかは細網線維と弾性線維です。膠原線維は線維芽細胞で合成されたコラーゲン（線維性タンパク質）が重合、弾性線維はコラーゲンのエラスチンからなり、線維芽細胞で合成されます。

　真皮には血管のほかに汗腺、脂腺、感覚受容器があります。汗腺と脂腺は、体温調節や水分量、皮脂量の調節に関与しています。

皮下組織

　真皮の下にあり、脂肪細胞からなっています。その厚さは脂肪細胞の多少によって異なり、年齢、性別、個人、部位、栄養状態などに影響されます。皮下組織中には汗腺の腺体毛球があり、血管

も分布しています。皮下組織の働きとして、脂肪を貯蔵し外力に対するクッションの役割を果たし、体温の保持に役立っています。

表皮付属器

　表皮の付属器には、皮膚の外に出ている毛と爪、真皮から皮下組織に達している脂腺、汗腺があり、いずれも表皮から分化したものです。

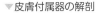

▼ 皮膚付属器の解剖

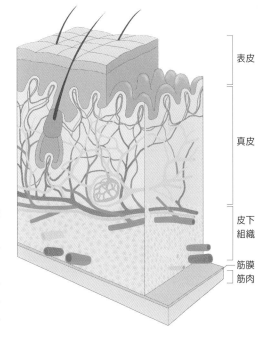

・皮膚付属器には毛、毛包、脂腺、汗腺、爪がある。
・正常な足背には軟毛、うぶ毛を認めるが、足底は無毛である。
・脂腺は毛包に付属して存在し、通常、足底、手掌には見られず、汗腺はアポクリン腺、エクリン腺に分かれる。エクリン腺は特に足底、手掌に多く認められるが、アポクリン腺は腋窩、乳房、外陰に認められ、足にはほとんど認められない。

❶毛は成長を続ける成長期、成長を停止して退縮する退行期、発毛を停止している休止期があり、これら3つの時期を合わせて**毛周期**という。頭毛では成長期が数年ないしそれ以上続き、退行期は2〜3週間、休止期は数か月であるとされている。頭髪の数は10万2000本ほどあるとされ、毛周期を繰り返しながら30%は80代までに消失するといわれる。毛の成長速度は1日当たり四肢で0.21mm、長毛は0.38〜0.44mmである。

❷爪の成分は硬ケラチンである。皮膚との境界部分にある爪母基（そうぼき）でつくられた爪の細胞は、やがてケラチン細胞から死細胞となって人体を構成し、新たな細胞に先端へと押しやられていく。指先の保護、知覚に重要。全身疾患に伴い様々な変化が起こる。

❸脂腺は毛包と共に存在し、毛のない口唇や口腔粘膜では独立脂腺がある。脂肪が充満した腺細胞が崩壊した皮脂を皮膚表面に分泌し、この皮脂が汗と共に角質層に浸透して皮脂膜（バリア）をつくる。脂漏部位とは被髪頭部、顔面、前胸部、上背部、腋窩、陰股部など脂腺が多い部位のことであり、脂漏性湿疹として皮膚炎をきたすおそれがある。

❹エクリン汗腺は体温調整を行っており、粘膜、口唇、亀頭などにはなく、ほぼ全身に分布している。手掌、足底にもなく、皮膚表面に開口する。汗、すなわち電解質やアミノ酸を含む水を排泄する。この水分が角質層に絶えず補充されることにより皮膚表面が一定に保湿され、保護される。

❺アポクリン腺は哺乳類の芳香腺の退化したもので、腋窩、乳房、外陰部、会陰部、肛門といった特定の部位のみに存在する。毛孔の開口部近くに開口、思春期以降に活動を開始し、腺細胞が崩壊した汗を分泌するため、その分泌物が細菌の作用を受けて臭気（体臭）を発する。腋臭症（ワキガ）は、腋窩のアポクリン汗腺より分泌される汗の中の有機性成分が、皮膚に付着している細菌に分解されて臭気が発生した状態である。

▼脂腺の働き

皮脂をつくる腺

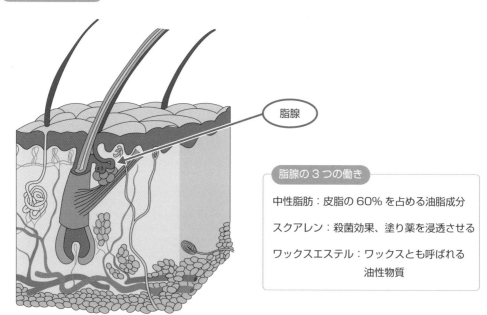

脂腺

脂腺の3つの働き

中性脂肪：皮脂の60％を占める油脂成分

スクアレン：殺菌効果、塗り薬を浸透させる

ワックスエステル：ワックスとも呼ばれる
　　　　　　　　　油性物質

▼表皮の働き

角質層の2つのバリア機能　②皮脂膜によるバリア

一定時間で弱酸性に戻る

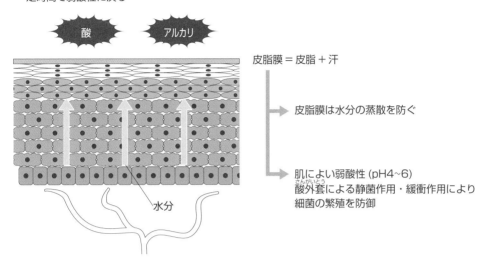

酸　　アルカリ

皮脂膜＝皮脂＋汗

皮脂膜は水分の蒸散を防ぐ

水分

肌によい弱酸性 (pH4~6)
酸外套による静菌作用・緩衝作用により
細菌の繁殖を防御

▼汗腺の働き

体温調整、精神性の発汗、味覚による発汗

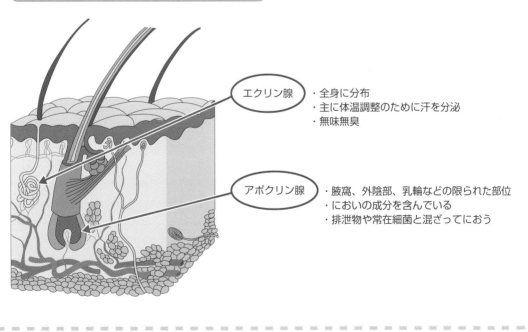

エクリン腺
・全身に分布
・主に体温調整のために汗を分泌
・無味無臭

アポクリン腺
・腋窩、外陰部、乳輪などの限られた部位
・においの成分を含んでいる
・排泄物や常在細菌と混ざっておう

皮膚の役割

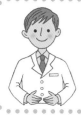

皮膚は独自の生理機能を持った人体最大の臓器です。臓器のすべてが外気に触れているという大きな特徴を持っています。解剖学的皮膚の特徴は角化です。角化した皮膚の最外層は、外界の刺激や異物の侵入を防御する重要な役割を果たしています。

対外防御機構

外界からの種々の刺激、障害に対する皮膚の防衛的作用です。

●外力に対する防御機構

表皮の角質層は堅固なケラチンタンパクよりなり、摩擦、圧力、圧迫を緩和します。また、外力が長時間加わると角質層は厚くなります。真皮は線維構造の柔軟性、伸縮性、弾力性により、圧迫・伸展力に対して保護作用を有します。真皮および皮下組織は外力に対してクッションの役割を果たし、生体内部を保護します。

●水分、化学物質に対する防御機構

表皮の各層は皮脂に覆われているため、水分および水様性物質との短時間の接触では疎水性に作用し皮膚への吸収を遅らせます。しかし、皮脂はコレステロール、コレステロールエステルなどを含有し、これらの物質には乳化剤としての作用があるため、皮膚と水分が長時間接触すると水分は角質内で浸透可能となります。そのとき角層と顆粒層との移行部に存在するウォーターバリアが機能して、水分の経皮吸収を阻止するといわれています。また、同時に生体に必要な物質や体液の喪失を防いでいます。

●皮膚pHによる防御機構

健康な表皮は主に皮脂の作用によって常にpH4.7～6.4の弱酸性に保たれ、細菌や真菌の発育を阻止し微生物の侵入を防いでいます。しかし、急性湿疹などの湿潤化した病変部、アトピー性皮膚炎、魚鱗癬（ぎょりんせん）などの乾燥した病変部では、皮膚pHがアルカリ性に傾きます。

●光線に対する防御機構

表皮が凸凹なので、大部分の可視光線と赤外線は反射されます。角質層が紫外線を屈折して侵入角度を浅くします。さらに表皮内に存在するメラニン色素が生体を紫外線から保護する役割を担っており、紫外線を吸収して皮膚を速やかに暗色化します。また、紫外線が基底層に達すると基底細胞の分裂に悪影響を及ぼすため、細胞の核の上方に繊細な褐色メラニン顆粒が帽子状に集合して核を保護します（核帽現象）。

●肉芽腫形成による防御機構

外傷などにより異物が真皮内に侵入した場合、動員された組織球が異物を貪食して肉芽腫を形成し、これを排除することが知られています。

体温調節機能

暑いときは汗を出して体温の上昇を防ぎ、寒いときは立毛筋を収縮させて体温が奪われないようにします。

● 発汗

全身に存在するエクリン汗腺は、体温の恒常性を維持するために1時間に1L以上、1日に10Lにも及ぶ汗を分泌する能力を持ちます。この汗が表皮から蒸発する際に気化熱を奪うことで体温が下降するといわれています。エクリン汗腺の活動は交感神経により調整されています。

● 不感蒸泄

皮膚は水分を通さないわけではないので、体表面積が1.6m²の場合、呼気を含めて1日に約900mLの水分の**不感蒸泄**があります。これらの水分が気化する際に約600kcalの熱が失われています。

● 皮膚血管の機能

皮膚の血管系（微小循環）は、物質代謝に必要な血液量の100倍にも及ぶ量を四肢、とりわけ指趾端まで運ぶことができます。その主な理由は、これらの血液が体温の恒常性を維持するための調節機構を担っているからです。

外界の温度や体温が上昇すると真皮内の小血管が拡張し、主にエクリン汗腺からの発汗によって熱を放散します。逆に低温の場合には、真皮内の小血管が収縮して体温の放散を抑制します。また、角質層や皮下組織は熱の不導体であり、外界と体内の間の熱の伝導を妨げています。

● 分泌・排泄機構

脂腺から分泌される皮脂は、皮膚表面の角質層でバリアを形成して防御作用を示します。汗腺から分泌される汗の99%は水であり、そのほかに食塩、尿素、乳酸などが含まれています。この汗にはバリアとしての作用や放熱作用があります。また、上述のとおり皮膚表面からは水分が絶えず失われており、これを不感蒸泄と呼んでいます。

● 知覚作用

皮膚は豊富な知覚神経の支配を受け、身体中で最も大きな感覚器であり、外界からの刺激の情報を中枢に伝えています。これを**皮膚感覚**と呼び、触覚、痛覚、温度覚などの、皮膚およびこれに接した口腔、鼻腔などの接触刺激によって生じる感覚が含まれます。ときに、「皮膚の感覚がおかしい」などの訴えがある患者さんに対して、皮膚に触れたことを正常に感じ取れるかどうかという皮膚知覚の確認をします。皮膚の独特な掻痒感は痛覚と触覚に関連しています。

● ビタミンD合成作用

表皮細胞内ではビタミンDが紫外線照射によって合成されており、合成量は体内必要量の70～80%に相当します。また、その紫外線から身体の内部環境を守るためにメラニンという色素を産出します。

● 呼吸作用

外界とのガス交換が行われますが、肺呼吸の約1%にすぎません。

● 免疫機構

表皮有棘層のランゲルハンス細胞、真皮中の組織球やリンパ球などが抗体産生などの免疫学的防御機構の役割を果たしています。

● 経皮吸収作用

皮膚の中で最も多く吸収している部位は毛孔であり、特に油脂がよく吸収されますが、角層と顆粒層との移行部にはウォーターバリアが存在するため、水分の経皮吸収は阻止されています。物質（外用薬剤など）によっては、毛包（毛のう）を主体とした皮膚付属器からの経皮膚付属器官性経路により、一部は経表皮性経路により、真皮・皮下脂肪組織中に吸収されます。

通常、表皮はバリアとして働いていますが、少しは吸収します。しかし、表皮が過剰な水分を含んで浸軟となった状態ではかなり吸収され、角層あるいは表皮全体が損傷を受けている場合には非常によく吸収されます。

● 経表皮性異物排出作用

変性した結合組織、アミロイド、外来異物などが真皮上層にある場合は、これに向かって表皮が下降し、これをひと塊として包み込んだまま上昇して角質層外に排出します。

▼ 皮膚の機能

> **バリア（体外保護作用）**
> 酸性（pH4.7〜6.4、酸外套）
> ・微生物・毒素・外力・化学的刺激・光・熱からの保護
> **水分排出と保湿 / 皮脂の分泌**
> ・適切な量の水分を蒸泄しながら体液を保持する
> **恒温（体温調節）**
> ・血管拡張による放熱や立毛による発熱
> **栄養分の保持**
> ・エネルギーを中性脂肪として貯蔵
> **皮膚感覚**
> ・主に真皮内の神経終末ごとに温度覚、痛覚、圧覚、触覚をつかさどる

▼ 皮膚の生理作用

> ❶ 保護作用
> 　1) 体外保護作用
> 　　➡ 機械的刺激、化学的刺激、微生物・光線
> 　2) 体内保護作用
> 　　➡ 免疫体産生
> ❷ 知覚作用
> ❸ 呼吸作用
> ❹ 吸収作用
> ❺ 分泌・排泄作用
> ❻ 体温調節作用
> ❼ ビタミンD合成作用

▼ 皮膚のバリア機能とは

> 皮膚を外的刺激から守る
> 保湿や潤い（皮膚の水分を外に逃さない）

● 正常な皮膚

アレルゲン　微生物

皮脂膜
角層

表皮

真皮

水分

● バリア機能が低下した皮膚

アレルゲン　微生物

水分

皮膚が蒸れる、浸軟、乾燥

免疫機能

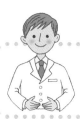

免疫とは、生物学的防御システムであり、多数の細胞などのネットワークによって担われた機能を持つものです。

免疫とは

自己と非自己を区別する免疫機能をつかさどる胸腺が老化と共に萎縮し、T細胞（がん細胞のような標的細胞などを攻撃するリンパ球の一種）が減少するといわれています。アレルギーなども免疫機能の老化が強い影響を及ぼします。免疫とは、細菌やウイルスあるいは望まれない侵入生物を回避するための生物学的防御力です。

免疫の機能

免疫とは、体内で発生した異型細胞および細菌やウイルスなど望まれない侵入生物を回避するための生物学的防御力です。免疫は特異的な障壁として働き、抗原特異性にかかわらず多様な微生物を排除する働きを持ちます。

免疫の機能は、自己と非自己を見分ける機能、病原体などを侵入・増殖させない機能です。一度さらされた病原体に即応する機能、異常な「自己」を判別する機能もあります。

免疫は大きく自然免疫と獲得免疫に分かれます。自然免疫は、病原体のパターンなどを認識して即応する免疫システムであり、獲得免疫は病原体などに対してより特異的な反応をする細胞の活性化や調整によって成り立つ複雑なシステムです。自己と非自己を見分け、自分の成分でないものを攻撃する、という免疫の重要な役割を果たします。

MEMO

chapter 3

清潔ケア

健常な皮膚は、皮脂やセラミドや脂肪酸などの細胞間脂質、
アミノ酸や尿素などの天然保湿因子によって10〜30%の水分が
角質層に保持され、モイスチャーバランスが保たれています。
皮膚が健康を維持し、その機能を十分に発揮するために
清潔ケアは必要不可欠です。
皮膚を清潔に保持することがスキンケアの基本です。

清潔の援助とは

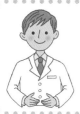

看護は生活の視点を通して患者さんを捉えます。食事をすることができているのか、清潔を保つことができているのか、休息がとれているのかなど、日常生活でのセルフケアの様子などを通して、この患者さんはどのような状態なのかを把握します。

皮膚の清潔ケアの基本

清潔援助は、患者さんの身体そのものの状態や、スキンケアを通して現れる患者さんの様々な情報を捉えることができます。看護の対象である患者さんの清潔を保つことは、生活者としての患者さんの支援にとても重要です。

看護が行うスキンケアには、**予防的スキンケア**と**治療的スキンケア**があります。予防的スキンケアとは、皮膚の健康を維持・増進させるケアです。治療的スキンケアとは、皮膚障害から皮膚の健康を取り戻すケアです。いずれにしても基本は皮膚を清潔にすることであり、それがスキンケアのスタートとなります。

▼スキンケアにおける洗浄

 皮膚に付着した刺激物、異物、病原体を除去して皮膚を清潔に保つこと

皮膚に付く汚れ

- **身体自体の汚れ**
  汗、皮脂、角質（垢）、壊死した組織、滲出液
- **外から付く汚れ**
  ホコリ、チリ、泥、細菌、ウイルス、排泄物（尿、便）、軟膏

清潔ケアの目的

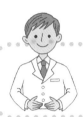

清潔ケアを行う目的は、❶清潔を保持する、❷清潔を保つことによる心身の効果を高め身体的、社会的影響に関与します。

✚ ケアを通して、患者の状態を把握

皮膚には新陳代謝の結果として皮脂、汗、古くなった角質があり、油性の汚れが多く混在しています。これらに空気中のホコリやチリが混ざり垢となって付着しています。したがって、私たちは皮膚に影響を及ぼしている障害物を取り除き、汚れを洗い流すことで、人間の基本的欲求である清潔さを保ち、心身の健康を保持しています。

清潔ケアは、患者の身体に直接触れ、直接観察して情報を収集し、その情報のアセスメントによって患者の状態を把握して必要なケアと適切な方法を見いだす、という重要な意味を持っています。清潔ケアを通して患者の状態を把握するだけでなく、さらに意図的な観察とコミュニケーションも必要です。

入院生活（療養生活）をしている人々が身体的機能を最大の状態に保ち、かつ、病院の中での社会生活をしているという観察視点を再認識し、これらに関してどのような成果があるかについても把握しておきましょう。

清潔ケアは、患者の状態を把握し、必要なケアと適切な方法を見いだすという重要な意味を持っています。

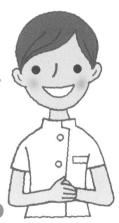

先輩ナース

清潔ケアの注意点

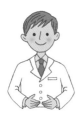

清潔ケアの実施においては、以下の過程を踏み、評価結果を次回の清潔ケアに生かすようにします。

① 患者の状態の把握
② 必要なケアの抽出
③ 実施計画の立案
④ ケアの実施
⑤ 成果の評価

そして、実施過程のすべてにおいて「観察、情報収集、情報の解釈」といったアセスメントを常に行い、ケアを受ける側の気持ちを尊重し、最大限のプラスの効果を考えます。
清潔ケアは心身の機能維持のために重要ですが、患者の状態によっては過度の負荷がかかる場合も出てきます。人の活動はエネルギー消費と共に肉体的な疲労を伴います。血圧や体温の上昇など身体への影響が負荷となることも考慮し、実践の過程では常に観察、アセスメントが必要です。

清潔ケアを実施するうえでの留意点

　清潔ケアは、普段は他者が見たり触れたりすることが少ない身体部分のケアです。本来ならば自分で行うことができる日常生活行動について他者から援助を受けることで、自尊心を傷付けられたり、心理的な負担になったりします。ケアを受ける側の気持ちを尊重したケアができるような環境調整とスキルが重要です。環境調整の重要な項目として、温度、湿度、採光、換気音に留意しましょ

う。季節を問わず、ケアを受ける人は肌を露出した状態です。体感温度に敏感になっています。衣類を身につけたまま活動しているケアの実践者とは異なります。また、音や声にとても敏感です。常に繊細な状態であることを理解し、配慮しましょう。実践におけるケアのポイントは、どのような場合にも安全で安楽な状態を確保しつつケアを提供する技術が必要だということです。

清潔ケアの方法と選択

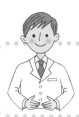

清潔ケアの方法には、入浴、シャワー浴（足浴、手浴など部分浴）、清拭（全身清拭、身体各部位の清拭や洗浄）、洗髪があります。

清潔ケアの実施

清潔の保持は、清潔ケアの最も重要な目的です。そのためには、各清潔ケアにおいてどのような方法が最も効率よく皮膚や粘膜を清潔にできるのか、また、清潔を保持するにはどのようにしたらよいかという視点から、実施方法を検討する必要があります。

介助による入浴では、入浴設備・備品の整備が安全・安楽なケアにつながります。清潔ケアの実施にあたって、患者の病態はもちろん、身体機能や必要性の理解度がケアの効果に影響します。移動の可否、上下肢の可動状態、筋力などにより清潔行動がどの程度実施できる状態にあるのかの判断が必要です。清潔ケアの中でも、デリケートな部分でプライバシーへの配慮が重要となる陰部洗浄、および脱毛のリスクのある洗髪は、臨床での必要度が高いため実践ケアのポイントをのちほど重点的に紹介します。

▼スキンケアにおける洗浄

場面	身体自体の汚れ
・全身の皮膚の洗浄（入浴など） ・部分的な洗浄（陰部洗浄、足浴、手浴、洗髪） ・創傷に対する洗浄（褥瘡、術後離開創）	汗、皮脂、角質（垢）、壊死した組織 滲出液
	外から付く汚れ
	ホコリ、チリ、泥、細菌、ウイルス 排泄物（尿・便）、軟膏

▼洗浄で押さえておくべきポイント

❶洗浄する場所
❷洗浄剤の種類
❸洗浄液の種類
❹洗浄の頻度（回数、タイミング）

全身清拭

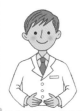

病状や治療上の制約によって入浴やシャワー浴ができない場合、皮膚を清潔にして皮膚機能を正常に保ち、爽快感を持ってもらうために清拭を行います。また清拭は、循環促進や保温効果に加え、看護情報を客観的に得るための皮膚の観察、異常の早期発見、治療的・予防的スキンケアの機会となります。

温熱の効果

皮膚の汚れの成分には油性の汚れやタンパク質が混在しているため水では落ちません。洗浄剤を使う場合も、洗浄水の温度が37℃以上でないと洗浄剤の効果は期待できません。適切な洗浄水の温度と洗浄剤の相乗効果で効率的となります。また温熱効果として、47〜48℃に温められたタオルを60秒間貼付すると、その後10分間にわたりその部位の皮膚血流量が上昇すると報告されています。清拭の快適さの多くは、使用する温タオルの温度に依存しています。さらに、皮膚を冷やさないために室温、湿度への配慮を忘れないようにします。

拭く動作の効果

体毛や皮膚の肌理の流れに沿い、中枢から末梢に向かって拭きます。浮腫のある場合は圧をかけず、末梢から中枢へと愛護的に往復で拭きます。拭く方向によって末梢の血流量の変化に大きな相違はないといわれています。前述した温布貼付で確かに保温効果はありますが、全身清拭による拭く動作で保温効果が長く持続し、末梢皮膚血流量が増加します。熱い温タオルでの後頸部の温湿布は交感神経の緊張をほぐしリラクゼーション効果をもたらします。

洗浄と拭き取り

石けん成分が皮膚に残留すると、皮膚表面のアルカリ化が起こります。角質が溶解し、肌荒れの原因となり、皮膚の保護作用が低下してしまうのです。したがって、十分な洗浄と拭き取りにより石けん成分を皮膚に残さないようにします。そのためには泡で洗います。泡立ちのよい石けんは泡切れがよくスムースに洗浄できます。洗浄後の拭き取りは3〜4回必要となります。その理由として、皮膚は弱酸性 (pH4.5〜6.5) で、使用している微温湯は中性 (pHは7前後)、石けんはアルカリ (pH8以上) であるためです。どのような石けんも過剰に皮脂を除去するため、清拭部位によって適切な石けんの選択と清拭後の保湿ケアが必要です。

清拭の手順

基本的な清拭の手順としては、清潔な部位から拭いていくことが原則です。使用するタオルも清潔な部位と下用な部位とで交換します。色で分けるとわかりやすく共有できます。一般的な手順は顔➡首➡上肢➡腋窩➡胸➡腹部➡下肢➡背中➡臀部➡陰部です。体位は仰臥位➡側臥位➡仰臥位で行うのが基本です。ただし、実際には患者さんの状態に合わせて清拭の順番を決める必要があります。

清拭後の注意

清拭後、皮膚に水が残っていると体表面の温度が下がってしまいます。**気化熱**といい、身体から熱を奪ってしまいます。水1gの蒸発で0.58kcalの熱が奪われてしまいます。清拭後に皮膚を露出し続けていると、数秒のうちに冷覚を感じ、30秒程度で冷感の訴えが最も多くなるといわれています。したがって、清拭後はバスタオルなどですばやく覆い、拭き取り、無駄な露出は最小限にする必要があります。特に背、腰や胸には冷点が多く分布していて感受性が高いため、更衣室 (脱衣室など) の温度にも十分注意してください。また、清拭は患者にとって体力の消耗と水分の喪失が起こります。水分の補給と体力保持、適切な室温を心がけましょう。

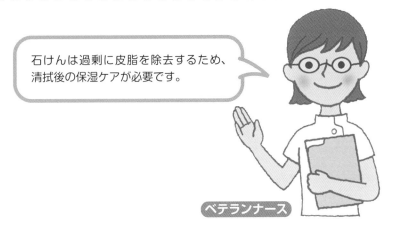

石けんは過剰に皮脂を除去するため、清拭後の保湿ケアが必要です。

ベテランナース

陰部洗浄

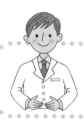

人の陰部は、大脳辺縁系による生命感情や大脳新皮質系の情、知、意とも深く関わりプライベートでデリケートな部位です。

「恥ずかしい」感情

自分でシャワー浴などができないときは、心理的、生理的影響が大きく羞恥心、無力感、自尊感情にも影響します。患者さんは陰部が汚れていないか、においはないかなど気にしながら、他の人にケアを委ねることが申し訳ないと思い、さらに陰部や性器を見られるのが「恥ずかしい」という感情を抱きます。したがって、看護師として思いやりを持った声かけをし、気持ちのよい行き届いたケアを心がけましょう。

清潔ケアが重要な理由

陰部には生殖器があり性腺が開口して分泌物が排泄されています。また、人体の排泄器官としての尿道口、肛門があります。さらに、ホルモンの影響を受けて第二次性徴後、陰毛が生えてきます。陰毛には頭髪や腋毛と同様に皮脂腺とアポクリン腺が付属しているため、適切なスキンケアが行われないと皮膚常在菌の数が増え、スキントラブルや臭気の原因となります。さらに、陰毛の生えている部位は皮脂、粘液の影響を受けて皮膚のpHがアルカリ性に傾き掻痒感やスキントラブルの原因になるため、清潔ケアが重要になります。

▼新生児と高齢者の易感染状態の生理的要因

機序	新生児	高齢者
臓器	・脾臓の未熟な機能	・慢性疾患の増加 （糖尿病、がん、心不全、認知症）
皮膚	・薄く、吸収性のある肌	・皮膚が薄くなり乾燥
免疫反応	・炎症反応の未熟性（補体結合反応活性化や食菌作用） ・抗体の欠如	・ヘルパーT細胞とサプレッサーの機能の変化 ・エネルギーを生み出す細胞質の能力低下 ・特異抗原に対する反応低下
防御機能	・機械的な防御機能の未熟（繊毛など） ・常在菌の不足	・呼吸筋、咳嗽反射、肺胞の柔軟性の低下 ・胃液の酸度低下

陰部ケアと石けんの使用の留意点

陰部の皮膚は脂腺、汗腺を持つことにより皮脂膜を形成し、皮膚のバリア機能を発揮しています。身体の抵抗力が弱っているときや抗生物質の使用などで常在菌数が変動しているときは、清潔ケアにより常在菌機能の維持に努める必要があります。細菌の増殖を予防し臭気を除去するために石けんを使います。

男性の場合は、陰茎と接する陰嚢部をきちんと洗浄し水分をしっかり拭き取ります。女性の場合は石けんの使用は小陰唇より外側までとします。よく泡立てて優しく、そして石けんが残留しないように500mL以上の微温湯（30～40℃）でしっかり流します。十分に流さないと皮膚防御機能の低下につながります。

臭気はケアの質のバロメーターだと思います。ただ、洗いすぎると皮脂や常在菌による皮膚表面の細菌バランスがくずれ、病原菌や真菌などが増殖しやすくなります。したがって、石けん洗浄は1日1～2回とし、下痢や尿失禁のときは、陰毛や皮膚に付いている便や尿を微温湯で洗い流し、乾いたタオルやガーゼで押さえ拭きをします。その後、皮膚保護用の撥水性の軟膏やクリームで保護ケアに努めます。どのような石けんも過剰に皮脂を除去するため、清拭部位によって石けんの選択と清拭後の保湿ケアが必要です。

外陰部などは汗の成分が濃く、弱アルカリ性であるため、細菌が発生しやすくなっています。このような部位には、アルカリ性の石けんを使用し、保湿剤などを用いることで皮膚へのダメージを回避できます。

▼陰部の洗い方

30～40℃のお湯を用意し、ディスポ手袋を装着する。

❶陰部にお湯をかける。

↓

❷陰部に石けん水をかけ、洗う。

ポイント①
シャワーボトルなどを使用し、水圧で汚れを洗い落とす。

↓

❸皮膚や粘膜を傷付けないように、強くこすりすぎるのは避けて丁寧に陰部を洗う。

ポイント②
陰部➡臀部の方向で拭き取る！

↓

❹陰部にお湯をかけて、丁寧に石けん水を洗い流す。

❺肛門まわりを石けん水で洗い流し、その後、お湯をかけて石けん水を洗い流す（男女ともに肛門まわりは最後に洗浄する）。

↓

❻ガーゼやタオルで水分を拭き取り、皮膚を十分に乾燥させる。

ポイント③
汚れたおむつや清拭タオルは床に直接置かない！

▼洗浄における感染対策

・洗浄液（水道水）は汲み置きしたものでなく、処置の直前に水道からボトル（またはバケツ、たらい、浴槽など）に入れたものであれば、それ自体には問題はない
・ボトルの誤った洗浄・乾燥ではボトル内が汚染され、感染リスクが上昇する危険性がある
・**ボトルの管理には十分注意する**

▼石けん成分を皮膚に残さない

石けんをよく洗い流すのは、pHがアルカリ性に傾くのを防止するためと、石けんの持つ浸透作用を防ぐため。「皮膚被膜剤」は薄い膜を皮膚の上につくる薬剤。液状で屈曲の多い部位のスキンケアに用いることができる。
ドレッシング、皮膚皮膜剤を剥がすときに、ベンジンを使うのはすすめられない。「剥離剤」を用意する。

 # 陰部洗浄時、洗浄後の注意

陰部洗浄時、洗浄後の注意を以下に示します。

❶膀胱留置カテーテルが挿入されている場合、固定していたテープをとり、全周皮膚、粘膜の状態を観察する。尿道付近には分泌物がたまりやすいので、尿道口を傷付けないように丁寧に優しく洗浄する。洗浄の際、傷や炎症がないかどうか確認する。留置カテーテルの固定の際、男性では腹部に固定することで尿道S字の圧迫を予防する。女性は尿道が約3cmと短いため、大腿前面に固定することで尿道口の圧迫を避けることができる。また、男女ともにカテーテル固定の位置を前回の位置から少しずらすことで、皮膚への負担を緩和できる。

❷洗浄水には38〜40℃の微温湯を使用するが、洗浄時の細菌増殖防止効果や消臭効果、皮膚酸性度改善効果、保湿スキンケア効果などのためにお茶や弱酸性水、薄めた酢などを使用することもある。

❸おむつを使用している場合は前後左右の位置を調整し、漏れ防止ギャザーを立てて鼠径部に合わせる。おむつの重ね使いはスキントラブルの原因となるほか、排泄物を吸収すると硬くなって褥瘡の原因である圧迫が生じる。排泄ごとの交換が大切であり、インナーを使用すると効率的である。しかし、下痢〜軟便の場合には、尿取りパッドを使用しても水分のみ吸収し、便はほとんど吸収されず、皮膚障害につながる。この場合は、軟便専用パッドを使用する。排泄物の性状に合わせたインナーの選択が必要。排泄方法はボディイメージの変化や自己概念の脅かしとなっている。心のストレスに寄り添う視点が必要である。

洗髪

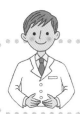

頭部には毛髪が密集し頭皮には四肢の16倍に当たる脂腺が開口しているといわれています。

アセスメントの必要性

洗髪できない状態が続くと毛髪がベタつき、悪臭を放って痒みも増します。その原因物質は遊離脂肪酸です。表皮の保護作用はトリグリセリドが行っていますが、48〜72時間を過ぎると脂質量が増え、遊離脂肪酸の作用が強くなって、痒みや不快感も増します。

洗髪は頭皮・頭髪の清潔を保つため3日に1回は実施しましょう。実施にあたってはバイタルサインの変動、代謝エネルギーへの生理的影響や疲労度をアセスメントすることが必要です。特に血圧は洗髪時の体位の影響を受けますので、洗髪の前後に測定を行い、変動に注意しましょう。

頭皮、頭髪の状態

頭皮は角化した重層扁平皮膚で覆われ、フケとなって剥がれ落ちます。フケの出る原因として、でんぷう菌（カビ）、真菌、頭部白癬、アトピーなども考えられます。でんぷう菌は皮膚に存在するカビ菌なので、診断後は抗真菌薬の塗布や抗真菌薬を含むシャンプー剤の適応になります。

頭髪は通常、1日に0.33mmほど成長しますが、不規則な生活や睡眠不足、頭皮・頭髪ケアの不足はフケ、痒みの原因になります。頭皮の皮脂はシャンプーしてから24〜36時間で洗う前の状態に戻るといわれているため、毎日洗うことをおすすめします。洗髪のポイントを以下に示します。

①髪の生え際から洗う。顔面と接しているので脂分が多く、痒みが強くなっている。耳の前後も念入りに洗う。

②頭頂部周辺は、指を広げて洗うと洗い残しが出るため、指の間を閉じ、指先をそろえて頭皮全体を洗う。

③臥床している人の後頭部はいつも体熱と皮脂、さらに不感蒸泄の湿気によってベタつきが進行している。後頭部を洗いやすいように、顔を横に向けて洗う。

④すすぎの湯量を少なくし、患者の負担を軽減するため、すすぎの前にシャンプーした泡を乾いたタオルで拭き取る。すすぎ時間を大幅に短くすることができる。

洗浄剤の種類と作用

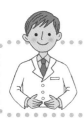

皮膚の洗浄剤（広い意味での石けん）は、顔面・身体に使用するもの、頭髪用のシャンプーなどがあります。

 ## 石けんの作用

　洗浄剤の主成分は界面活性剤であり、それに酸化防止剤や香料、色素などの添加剤を加えて製品化されています。石けんの作用には浸透作用、湿潤作用、乳化作用、可溶化作用、分散作用、再汚染防止作用があります。

▼石けんとは？

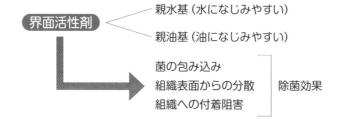

▼石けんの種類と特徴

①固形石けん：脂肪酸ナトリウム・除菌作用。
②液状石けん：界面活性剤が含まれる。
③過脂肪石けん：脂肪酸を増量し、脱脂作用を減少させ、肌荒れを防ぐ。
④デオドラント石けん：殺菌作用を強化する。
⑤薬用石けん：アルカリ度が強く、刺激性がある。
⑥複合石けん：泡立ちがよく、石けんかすを生成しないで洗浄性がある。
⑦化粧石けん：主成分は米国産牛脂80%、輸入ヤシ油20%。洗浄力は劣る。主成分のラウリン酸は冷水に溶けやすく固い石けんを生成しやすい。
⑧洗粉：汚れの物理的な吸着を利用した洗浄剤。コロイド粒子の吸着力を活用。

・浴用石けんのpH：9〜10
・アルカリ性の強い石けんは、皮脂を過度に除去し、正常な角質層まで溶解し、アルカリによって皮膚の生理作用を異常にする。

洗浄剤

　皮膚の表面に付着している皮脂や汚れは、石けんの界面活性効果で落ちやすく、さらに再付着防止にもなります。石けん成分が皮膚に残ると、皮膚表面のアルカリ化が起こって角質が溶解し、皮膚の保護作用が低下してしまいます。したがって、石けん成分の十分な洗浄と拭き取りが必要です。石けん成分の皮膚への残留を少なくするためには泡で洗い、拭き取りは3〜4回必要となります。その理由は、皮膚が弱酸性 (pH4.7〜6.4) なのに対し、使用している微温湯は中性 (pHは7前後)、石けんはアルカリ (pH8以上) であるためです。

　石けんは過剰に皮脂を除去するため、清拭部位によって石けんの適切な選択と清拭後の保湿が必要です。石けんをよく洗い流す必要があるのは、皮膚pHがアルカリ性に傾くのを防止するためと、石けんの持つ浸透作用を防ぐためです。「皮膚被膜剤」は、薄い膜を皮膚の上につくる薬剤です。液状で屈曲の多い部位のスキンケアに用いることができます。

▼皮膚洗浄剤の特徴と使い分け

種類	特徴	使い分け
普通石けん	陰イオン性界面活性剤が用いられている。脂質の洗浄率は水に対して1.6倍で気泡性に優れ、洗い上がりの感触がさっぱりしているが、石けんの水溶液のpHは約10で皮膚にとってのアルカリ刺激は強い。皮膚の乾燥は強くなる。	十分な温湯で洗い流せる場合に使用する。
ボディシャンプー	普通石けんに比べて界面活性剤の濃度は低く、油分や保湿剤が比較的多量に配合されている。	十分な温湯で洗い流せる場合に使用する。
弱酸性石けん	弱酸性石けんは皮膚のpHに近く、低刺激性の界面活性剤が用いられている。色素や香料、抗酸化剤をできる限り少なくし、脱脂力をコントロールされている。	排泄物をある程度除去したのちに使用する。十分な温湯で洗い流せる場合に使用する。
薬用石けん	殺菌剤を含み殺菌と洗浄を目的にしたもの、および消炎と洗浄を目的にしたものがある。皮膚に付着した殺菌を洗浄・除去する効果は界面活性剤の作用であり、殺菌剤による効果ではない。薬用石けんは、洗浄後もこの殺菌剤が皮膚に残留することによって、殺菌の繁殖を抑える効果がある。	日常生活では使用の必要はなく、高齢者のスキンケアに用いると皮膚の乾燥は強くなる。
ベビー石けん	ベビー石けんは、皮膚の汗の分泌が活発な新生児用につくられた石けんで、アルカリ刺激が最も強い。	高齢者にベビー石けんを使用すると皮脂量や水分量は著しく減少し、皮膚の乾燥は悪化する。

ビオレu
ボディウォッシュ

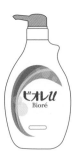

300mL/約400円
530mL/約500円
(詰替え約300円)

ビオレu
泡ボディウォッシュ

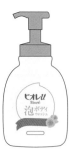

600mL/約750円
(詰替え約550円)

キュレル
ボディウォッシュ

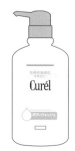

420mL/約1000円
(詰替え/約800円)

キュレル
泡ボディウォッシュ

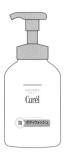

480mL/約1300円
(詰替え/約950円)

コラージュフルフル
リキッドソープ

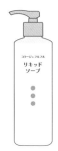

100mL/約1300円
250mL/約2700円

コラージュフルフル
泡石鹸

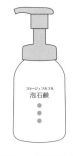

150mL/約2000円
300mL/約2500円

セバメド
フェイス&ボディウォッシュ

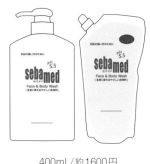

400mL/約1600円
(詰替え/約2000円)

ミノン全身シャンプー
しっとり、さらっと

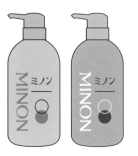

120mL/約700円
500mL/約1200円
(詰替え/約1000円)

▼洗浄剤の種類とpHについて

販売会社	商品名	pH
花王	ビオレu	約6〜7
	キュレル薬用全身洗浄料	5
ジョンソン・エンド・ジョンソン（製造元：花王）	ソフティ薬用洗浄料	5〜6
カネボウ	ナイーブしっとりベール	弱アルカリ（6.5前後）
資生堂	スーパーマイルドボディソープ	9.4前後
スミス・アンド・ネフュー	セキューラCL	5.2
ユニリーバ	ダヴ ボディウォッシュ	弱アルカリ（9.8前後）
山之内製薬	ミノン全身シャンプー	5.5〜6.5
持田製薬	コラージュフルフル	6.3

●**スキンケアにおける洗浄で押さえておくべきポイント**

スキンケアにおける洗浄で押さえておくべきポイントを次に示します。

❶洗浄する場所
❷洗浄剤の種類
❸洗浄液の種類（生理食塩水、微温湯、消毒液）
❹洗浄の頻度（回数、タイミング）

この4項目について皮膚の病態に合わせてケアを受ける人とケアを実施する人の環境調整を行い、実施します。

洗浄で生じるトラブルと回避法

ときに疼痛が出現することがあります。

原因❶ 洗浄液の浸透圧が考えられるので、生理食塩水に変えると軽減する。

原因❷ 知覚神経の過剰刺激が考えられるときは37〜38℃程度から始め、馴化した頃、徐々に湯温を上げると軽減する。

保湿のメカニズム

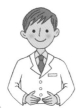

保湿の意義は、肌本来の機能を働かせる、皮膚のトラブルを予防する、モイスチャーバランスを整えて皮膚の恒常性を維持することです。

角質層の水分はほとんどが結合水で、天然保湿因子（NMF）とケラチンが保持されています。天然保湿因子を保持するのを助けるバリア機能は、主にセラミドが担っています。皮脂は乳液状に角質層を覆い、水分量を高め、水の蒸散を防いでいます。角質層に20〜30％の水分があれば保湿状態といえます。

保湿の成分

セラミドと天然保湿因子が入ったものがよく、皮膚の状態に合わせて基材を選びます。

・蒸発を防ぐコーティング（皮脂に相当）
・水を結合する保湿因子（アミノ酸など）
・保湿因子を維持する脂質（セラミド相当）＋外的環境の水、湿度

保湿剤とは

保湿剤には、市販されている薬品から、医療用として処方される外用薬、さらに入浴剤までが含まれます。外用薬には、古典的な軟膏とクリーム、ローションがあります。患者の好選性や嗜好に合わせて選ぶとよいでしょう。

・処方可能薬のうち、基剤として用いられるワセリンやプラスチベース®は、脂を皮膚表面に補い、優れたエモリエント効果を発揮できる。また、安価で市販もされているため、在宅でも使いやすい保湿剤である。

・ヒルドイド®などのヘパリン類似物質含有外用剤は、モイスチャライザー効果が期待でき、保湿効果もそれ以外の有効性も高く、剤形も豊富で、ローションがあり使用感も良好である。

・ウレパール®などの尿素軟膏含有外用剤も、モイスチャライザー効果が期待できて保湿効果も高く、市販もされている。

・セラミド含有外用剤は優れたモイスチャライザー効果が期待でき、剤形も豊富で貼布剤もある。シルティ保湿ローション®は、セラミドとピュアセリシン™が配合された保湿剤である。

保湿剤の成分と種類

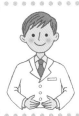

保湿剤には、エモリエント効果とモイスチャライザー効果があります。エモリエント効果は、皮膚の表面に油膜をつくる皮脂用品（スクワラン、ミネラルオイル、ワセリンなど）で保護・保湿するものです。モイスチャライザー効果は、水分と結合して保湿するものです（ウレパール、ヒルドイド）。

✚ 保湿剤の種類と選択、塗り方

　保湿剤にはローション、クリーム、軟膏、入浴剤の4種類の形状があります。以下に保湿剤の種類と選び方、塗り方を示します。

▼保湿剤の種類

古典的外用薬	ワセリン、親水ワセリン、親水軟膏、吸水軟膏、親水軟膏ローション、オリーブ油など
医用外用薬	アズノール軟膏、プロペト、ザーネ軟膏、ユベラ軟膏、オイラックス軟膏、ケラチナミンコーワ軟膏、ウレパール軟膏・ローション、パスタロンソフト・ローション、ヒルドイド軟膏、ヒルドイドソフトなど
非ステロイド系抗炎症外用薬	スタデルム
医薬部外品・化粧品	アトピコスキンケアオイル・クリーム、パスタロンクリーム、ウレパールローション・プラスローション、コラージュデルム、ベビーオイル、化粧水、ハンドクリーム、コールドクリームなど

保湿剤は、患者の好選性や嗜好に合わせて選びましょう。

先輩ナース

▼どのくらい塗ればいいの？

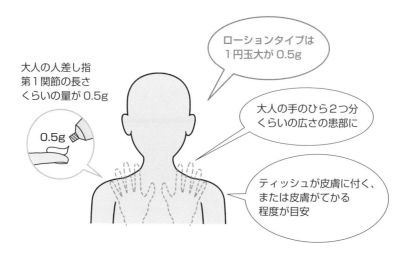

大人の人差し指
第1関節の長さ
くらいの量が 0.5g

0.5g

ローションタイプは
1円玉大が 0.5g

大人の手のひら2つ分
くらいの広さの患部に

ティッシュが皮膚に付く、
または皮膚がてかる
程度が目安

▼保湿剤の選択

保湿剤	製品名	特徴
油脂性軟膏	ワセリン（プロペト） 亜鉛華軟膏	皮膚を保護して水分蒸発を防ぐ。機械的刺激から皮膚を保護する。夏は汗腺を塞ぎ汗などを保持し、浸軟することがある。
尿素製剤	ウレパールローション ケラチナミンコーワ	角質層の水分保持量を増加する。皮膚炎部分に塗ると刺激がある場合がある。
ヘパリン 類似物質	ヒルドイド ヒルドイドソフト ヒルドイドローション	皮膚の保湿と血行促進の作用がある。出血性疾患患者への使用は禁忌である。
その他	ザーネ軟膏	量販店で購入でき、安価で入手しやすい。ビタミンAを主体とし、皮膚の新陳代謝を高めて角化を抑える作用を持つ。尿素製剤と比べて保湿効果はやや劣る。

▼保湿入浴剤（医薬部外品）

製品名	発売元	主な成分
シャンラブ	武田薬品工業	ニンニク B_1 エキス、炭酸水素ナトリウム、無水硫酸ナトリウム
クアタイム乳白の湯	エーザイ	米発酵エキス
メンソレータム AD 薬用入浴剤	ロート製薬	米発酵エキス、カミツレ抽出液、トウキ抽出液
モイスチャーミルクバブ	花王	コレステリルインステアレート、1-インステアロイル-3-ミリストイルグリセロール、炭酸水素ナトリウム、無水炭酸ナトリウム
バスキーナ	持田製薬	コメ胚芽油、グリチルリチン酸ジカリウム、コレステロール、ヒドロキシステアリン酸コレステリル、スクワラン

保湿を保つスキンケアのポイント

皮膚の清潔を保つことが重要です。皮膚の清潔は保湿効果を高めます。皮膚の保湿能は皮脂膜、セラミド（角質細胞間脂質）、天然保湿因子の3者によって保たれています。

● 保湿ケアの4原則

保湿ケアの4原則を以下に示します。

❶洗浄部位、皮膚の状態に合わせて石けんを選び、身体を洗うのは1日1回とする。
❷石けんは手のひらでよく泡立て、肌の表面をなぞるように洗う。
❸お風呂上がりまたは清拭後は、タオルで軽く押さえるように水分を拭き取る。
❹保湿剤は10〜20分以内に手のひらで薄く延ばすように塗る（角質が潤っていると経皮吸収率が高いため）。

保湿剤は外用剤です。正しい塗布方法を守る必要があります。

❶外用剤の経皮吸収率は部位、皮膚の状態、年齢などによって異なる。角層の薄い部位（顔面、首）では吸収率が高くなるが、これは角層が薄く乾燥した皮膚ではバリア機能が低下しているためである。
❷外用剤は基剤によって剤形が異なり、部位や皮膚の状態、季節によって使い分けることが大切である。

●保湿剤の剤形の選択基準

▼剤形別の特性

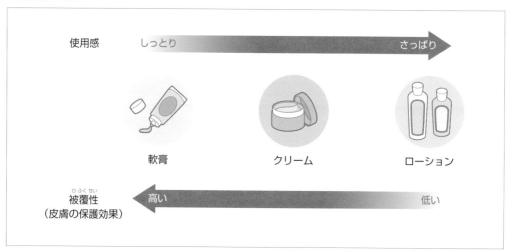

▼時間、塗る範囲による使い分け

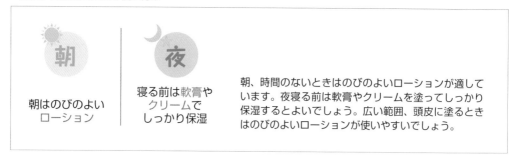

朝、時間のないときはのびのよいローションが適しています。夜寝る前は軟膏やクリームを塗ってしっかり保湿するとよいでしょう。広い範囲、頭皮に塗るときはのびのよいローションが使いやすいでしょう。

▼季節による使い分け

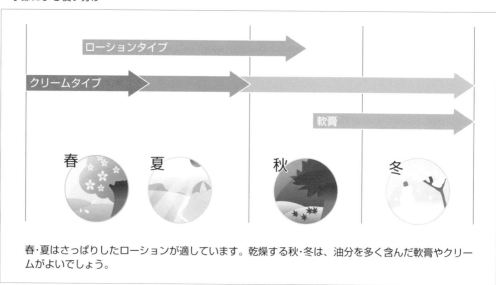

春・夏はさっぱりしたローションが適しています。乾燥する秋・冬は、油分を多く含んだ軟膏やクリームがよいでしょう。

外用剤とは

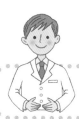

外用剤とは、皮膚や粘膜に直接塗ったり貼ったりして使う局所投与薬です。

外用剤とは

外用剤には、軟膏・クリーム剤・外用液剤・点眼剤・点鼻剤・座薬・貼付剤・吸収剤・舌下剤があります。外用剤の経皮吸収率は部位、皮膚の状態、年齢などによって異なります。角層の薄い部位（顔面、首）では吸収率が高く、乳幼児や高齢者は角層が薄いため吸収率が高くなります。乾燥した皮膚、炎症部位、びらん面などでは、バリア機能が低下しているため吸収率が高くなります。

外用剤治療のメリット、デメリット

外用剤は患者さんやスタッフに受け入れやすいメリットがあります。しかし、処方時の指示が「厚めに塗る」「薄く延ばす」「適量」などと大ざっぱで、副作用や禁忌も意外に多いため、添付文書をよく読み、使用量、交換頻度などの指示を守って使用しましょう。

▼外用剤の剤形

硬膏	スピール膏など
泥膏	ユーパスタなど
軟膏	油脂性の基剤、炎症面に適するが、塗り心地が悪い
クリーム	水性・油性の混合、不安定、刺激あり、塗り心地がよい
ローション	懸濁液
ソリューション	水溶液

製剤 = 有効成分 + 基剤

・基剤は有効成分の皮膚への浸透を助ける役割を持つ。
・基剤の種類ごとに製剤の使用感が異なり、適応部位によって使い分ける場合もある。
・皮膚に与える水分の影響は基剤により異なる。

油脂性基剤	
乳化性基剤	水中油型 (O/W型)
	油中水型 (W/O型)
ローション剤	
水様性基剤	
ゲル剤	

▼乳化性基剤

長所	短所
・外観・感触がよい ・洗い流すことができる ・浸透作用が強い ・皮膚冷却作用がある ・医薬品の配合性がよい	・皮膚保護作用が弱い ・刺激が若干ある。接触性皮膚炎を生じる ・防腐剤の添加が必要である ・湿潤・びらん・潰瘍面への使用は不適当である
「クリーム」は乳化性基剤のものが多い。 その中でもO/W型とW/O型に分類される。	

▼油脂性基剤

長所	短所
・皮膚保護作用 ・皮膚柔軟作用 ・痂皮軟化脱落作用 ・肉芽形成作用 ・刺激が少ない	・ベタベタして落ちにくい ・衣服に粘着する ・美容的に好ましくない ・布片や包帯が必要 ・被髪部に塗布しにくい
一般には「軟膏」は油脂性基剤のものが多いが、軟膏 = 油脂性基剤とは限らない。	

▼外用剤は副作用の多い薬

・アレルギー性接触性皮膚炎
・刺激性接触性皮膚炎
・湿布による光接触性皮膚炎

※職業性皮膚疾患 (労災) の中でも最も多いのは「接触性皮膚炎」

▼基剤の種類と製品例

基剤		製品名
油脂性基剤		プロペト®
乳化性基剤	O/W型	ウレパール® ケラチナミン ヒルドイド® ザーネ®軟膏
	W/O型	ヒルドイド®ソフト
ローション剤		ヒルドイド®ローション
		ウレパール®ローション

▼皮膚によいものを使っていますか？

・病変のない皮膚に問題がないものでも、病変のある皮膚では評価が不明。

・原則的に病変がある場合、薬剤以外は外用しない。

外用剤は、添付文書を読み、使用量、交換頻度などの指示を守って使用しましょう。

ベテランナース

MEMO

chapter 4

皮膚疾患

· ·

皮膚は常に外的環境にさらされて、生体防衛の第一線の役割を担うと共に、

内部環境の変化によっても影響を受けます。

皮膚の機能に影響を与える内的・外的環境刺激は、

皮膚症状として表れ、スキントラブルや皮膚疾患を発症します。

皮膚の構造や機能を回復させるためには、

①原因因子の回避、②正しいスキンケア、③適切な食事と栄養、

④休息および精神的ストレスの回避、⑤皮膚の観察と状態変化の観察指導、

⑥心理的影響へ理解──が必要になります。

皮膚のアセスメント

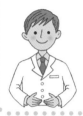

皮膚とその付属器（爪・毛・汗腺・脂腺）に何らかの病変があるときは、それが皮膚や付属器自体の病気である場合と、全身状態の変調のサインである場合の2通りが考えられます。そのため、病変部だけでなく、常に全身の栄養状態や他の症状・徴候との関連についても注意しながら観察していくことが必要です。

皮膚のアセスメント

皮膚疾患は、視診と触診により、発疹の性状を把握することが最も大切になります。さらに現病歴、家族歴、既往歴などの問診と性別、年齢、全身状態、各種検査所見の把握により、正確なアセスメントが可能になります。

● 問診

患者のアセスメントの際はまず問診を行い、発疹の発生時期、誘因、発疹の消長の有無、自覚症状、いままでの治療などの現病歴、遺伝関係、家族内感染の有無などの家族歴および既往歴を聴取し、必要があれば職業、出生および生活地、趣味などについても質問します。

● 視診・触診

問診に続いて、視診および触診を、可能ならば、直射日光を避けた自然光の明るい部屋で行うことにより、発疹の性状、数、形状、大きさ、隆起の状態、表面の状態、色調、硬度、配列、発生部位を正確に把握します。必要があれば患者の全身の皮膚および可視粘膜についても観察することが望ましいです。また、皮膚知覚（痛覚、触覚、温度覚）の左右差を確認します。

特に四肢の関節の屈曲側、頭頸部や体幹の後面、下肢の爪、頭髪や陰毛といった部位の病変は見落とされがちなので、よく注意します。皮膚の変化を認めたら、まず、部位と大きさ、どのように分布しているのか、どんな配置になっているのかについて確認します。病変部に関しては、皮疹と二次病変の区別や病変の種類の鑑別を行い、色や形、可動性や硬さなども併せて観察します。その際、掻痒感や疼痛、滲出液や出血の有無、リンパ節の腫脹、レイノー現象といった随伴症状についても確認します。

発疹の種類と特徴

発疹には、一次性に発生する原発疹と、原発疹に引き続いて発生する続発疹とがあります。発疹の理解のポイントを以下に示します。

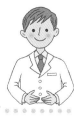

①明るいところでくまなく観察する。
②皮疹に触れてみる（硬さ）。
③基本的な発疹の用語を正確に理解する。
④特徴的な皮膚病変はアセスメントの一助。

一般的な呼称として、「皮疹」「湿疹」はよく混同されますが、「湿疹」は診断名です。皮膚に現れる肉眼的変化のアセスメント方法を以下に示します。

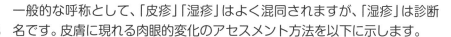

原発疹

原発疹の特徴を以下に示します。

●斑

皮膚表面に隆起せず、周囲の皮膚との色調の違いを主体とした発疹です。その色調により紅斑、紫斑、白斑、褐色・黒褐色などの色素斑に分けられます。

●丘疹

皮膚表面から扁平ないし半球状に隆起した、大多数は類円形の、5mm径くらいまでの比較的小型の発疹です。

●結節

丘疹と同様の形状を示す約5mmから3cm以下の充実性のより大型の発疹をいいます。その中で、丘疹に近い比較的小型のものを小結節、大型で増殖傾向の強いものを腫瘤（しゅりゅう）と呼びます。

●水疱

丘疹と同様の形状を示します。その内容物が血清、フィブリン、細胞成分といった液状の物質からなっている発疹をいいます。その中で3mm径くらいまでの比較的小型のものを小水疱と呼びます。

●膿疱

水疱の内容物の主体が白血球塊、すなわち膿性のものをいいます。

●嚢腫

真皮内に生じた空洞で、その辺縁に結合組織あるいは上皮性の壁を有し、内容物が何らかの液体、細胞成分、脂肪などからなるものをいいます。

● 膨疹
　皮膚の限局性の境界明瞭な浮腫で、皮膚面から扁平に隆起し、多くは掻痒感を伴い、短時間で消失するものをいいます。膨疹を形成する代表的な疾患として蕁麻疹（じんましん）があります。

● 腫瘤
　約3cm以上の限局性の充実性隆起をいいます。

続発疹

続発疹の特徴を以下に示します。

● 表皮剥離
　掻爬（そうは）や外傷などにより表皮の小欠損を生じたもの。

● びらん
　表皮が基底層まで剥離欠損したもの。水疱、膿疱などに続発し、瘢痕（後述）を残しません。

● 潰瘍
　表皮から真皮または皮下組織に及ぶ欠損で、その底面に出血、漿液の滲出（しょうえき）を認め、しばしば膿苔や痂皮（のうたい）（後述）で覆われます。瘢痕を残して治癒します。

● 膿瘍
　真皮あるいは皮下脂肪組織内に膿が貯留したものです。

● 亀裂（ひび割れ）
　表皮の深層あるいは真皮に達する細く深い線状の切れ目をいいます。いわゆる「ひび割れ」です。

● 鱗屑（りんせつ）
　角層が正常より厚くなり、脱落する寸前の状態です。脱落した状態は落屑（らくせつ）と呼びます。

● 痂皮（かひ）
　漿液、膿汁、壊死塊などが乾いて固まったもので、（びらん、潰瘍などを覆う）いわゆる「かさぶた」です。血液が乾いて固まったものを特に血痂（けっか）と呼びます。

● 胼胝（べんち）
　角層の限局性の増殖・肥厚をいいます。

● 瘢痕（はんこん）
　潰瘍、膿瘍、創傷が治癒する際に生じた皮膚欠損を膠原繊維の増殖で補填したもので、その上部は薄い表皮で覆われて付属器表皮を欠いています。その表面には光沢があり、通常は皮膚面の高さに一致しますが、ときに肥厚性に隆起あるいは萎縮性に陥凹（かんおう）します。

● 萎縮
　皮下組織の退行変性のため、皮膚全体が薄くなり、表面が平滑またはしわ状となった状態をいいます。

● 壊疽（えそ）
　血行障害あるいは細菌感染などにより壊死組織になることです。

皮膚障害（スキントラブル）

皮膚障害とは、皮膚構造の連続性が途切れた状態、および正常な皮膚機能が低下した状態をいいます。その因子には内因性（皮膚機能の低下、加齢、老人性乾皮症、アトピー性皮膚炎、座瘡、内臓疾患）と外因性（環境、身体的、皮膚洗浄剤）が挙げられます。

また、皮膚炎とは湿疹と同義で皮膚上部層の炎症のことであり、紅斑、丘疹、水疱、膿疱、びらん、痂皮、落屑などの総称です。

▼湿疹・皮膚炎群の分類

接触性皮膚炎	刺激性接触性皮膚炎
	おむつ皮膚炎（特殊型）
	主婦湿疹（特殊型）
	アレルギー性接触性皮膚炎
アトピー性皮膚炎	
脂漏性皮膚炎	
自家感作性皮膚炎	
光接触性皮膚炎	

● **深さによるアセスメント**

皮膚に損傷を認めた場合、深さによって分類し、アセスメントします。

・**皮膚損傷の程度の分類の考え方**
（創傷ケア基準検討会による）

皮膚の障害では、障害の深さの程度が、皮膚障害の原因や病名などと区別せずに用いられることがあり、議論がかみ合わないことがある。

● **皮膚損傷の分類**

皮膚損傷の分類を以下に示します。

発赤（はっせき）：皮膚の細小血管の可逆的な炎症です。

滲出性紅斑：滲出性炎症が著しく、一見、皮膚は保たれていますが、滲出液の見られる状態です。ときには滲出液が表皮の下にたまって水疱をつくります。

びらん・表皮剝離（部分層損傷）：表皮および真皮浅層までに限局した組織の欠損をびらんといいます。水疱や膿疱が破れたあとに生ずるやや湿潤な鮮紅色の局面も含みます。基底層が残っているので、治ったあとは瘢痕にならず、表皮から再生します。

潰瘍（全層損傷）：びらんよりも深く、真皮深層または皮下脂肪組織まで達する組織欠損を**潰瘍**といいます。潰瘍はやがて肉芽組織に置き換えられ、治ったあとは瘢痕となります。

出典：日本看護協会創傷ケア基準検討会編著、スキンケアガイダンス、p.78

皮膚障害の種類を以下に示します。

▼皮膚障害の種類

皮膚の脆弱化	乾燥	表皮の角質層の柔軟性が低下し、角質水分量が減少した状態。 乾燥により角質バリア機能が低下し、外界からの刺激を受けやすくなる。
	浸軟	皮膚が湿った状態にあり、角質層の水分量が多い状態。 皮膚がふやけて弱くなっているため、損傷を受けやすくなる。
	菲薄（萎縮）	皮膚が薄くなり、層が萎縮した状態。
	炎症	物理的・化学的刺激や病原微生物の侵入により、組織に器質的変化が生じ、それを修復しようとして起きる生体反応、発赤、腫張、疼痛、熱感、機能障害が局所に見られ、全身性の反応として、発熱、白血球の増加が見られる。
	変性	過度な接触により角質化が進み、疣贅（いぼ）や胼胝（たこ）を生じたり、癌細胞が増殖することにより起こる。
欠損	損傷	何らかの外力により、皮膚の連続性が断たれた状態になること。 創傷（手術による創、刺傷、切傷、裂傷、擦過傷、挫滅）、熱傷、潰瘍などがある。
	壊死	局所に刺激が加わり深部まで組織が傷害されて死滅したり（凍傷、電撃症、化学熱傷）、持続的な圧力により組織が壊死を起こしたり（褥瘡）、血流障害により潰瘍ができたりする。

出典：蝦名美智子、ナーシングレクチャー：皮膚を介した看護の技術、中央法規出版、1998より一部改変

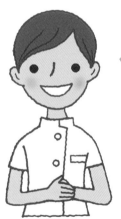

皮膚構造の連続性が途切れた状態や、正常な皮膚機能が低下した状態を、皮膚障害といいます。

先輩ナース

接触性皮膚炎

外界物質の刺激で起こります。接触した部位に一致して発赤や水疱などの湿疹反応を起こします。原因物質や毒性により誰にでも発生する**刺激性接触性皮膚炎**と、アレルギー機序により感作されてできる**アレルギー性接触性皮膚炎**に分類されます。

その機序は、接触物質の直接的皮膚障害作用による反応、およびⅣ型の接触アレルギー機序により感作された特定の人にのみ原因物質との再接触で生じる、接触した部位に限局して起こる表皮障害の炎症です。

症状は、特殊型の主婦湿疹では洗剤による手指の脱脂が持続し、一次刺激が繰り返されることによる、刺激蓄積性接触性皮膚炎です。指尖の乾燥・粗造、亀裂症状です。おむつ皮膚炎は軟便、水様便のときに発生しやすく遷延します。

発生機序として便中、尿中のアンモニアによる刺激性接触性皮膚炎を中心に、便中のタンパク分解酵素、脂肪分解酵素、湿潤、摩擦などが重なり、皮膚刺激性が亢進して発生します。次に日本皮膚科学会による接触性皮膚炎の部位と主な接触源の表を示します。

▼接触性皮膚炎の部位と主な接触源

部位	主な接触源
被髪頭部	ヘアダイ、シャンプー、育毛剤、ヘアピン
顔面	化粧品、外用薬、空気伝搬性アレルゲン、花粉、サンスクリーン剤、めがね
眼周囲	点眼薬、眼軟膏、手に付着したマニキュアなどの物質、頭部・顔面に付着した物質、化粧品
口唇	化粧品、食物
口周囲	食物
耳	ピアス、頭部・毛髪に使用したもの、補聴器
頸部	ネックレス、ペンダント、聴診器、空気伝搬性アレルゲン
眼窩	デオドラント、香水
体幹	下着、ゴム、ベルトバックル、柔軟仕上げ剤
外陰部	コンドーム、外用薬、避妊用薬品
前腕	手袋で遮断できず前腕に暴露した物質、ブレスレット、抗菌デスクマット
手	接触したすべてのもの（職業性のものが多い）
大腿	切削油、硬貨、鍵
下腿	消毒液、外用薬
足	靴下のゴム、靴の接着剤、抗真菌外用薬

出典：日本皮膚科学会接触皮膚炎診療ガイドライン委員会、接触皮膚炎診療ガイドライン、日皮会誌119:1768.2009 表6
　　　部位と主な接触源より抜粋

乾燥肌とは

　肌が乾燥し、肌の必須成分であるセラミドが不足して、角質の柔軟性がなくなり、硬くざらざらした隙間ができ、バリア機能が低下しています。角質の水分含有量が減少して40%以下になると、痒みが出やすく皮膚が乾燥して神経線維に刺激が伝わりやすくなった状態です。

●原因

乾燥肌の原因を次に示します。

先天性：魚鱗癬のようにフィラグリン遺伝子の異常による角層の機能不全です。

老人性：主に角層の細胞数の減少による保湿能、バリア機能の低下により、水分を保有するセラミドが加齢で減少します。

炎症性：炎症による角質の形成不全、アトピー性皮膚炎など。

人為性：過度の洗浄、擦過、掻爬など不適切な処置。

●対策

乾燥肌の対策を次に示します。

　皮膚の潤いを保つことが重要です。まず正しい方法での皮膚洗浄と湯の温度が大切です。洗浄剤としては、アルカリ性の石けん（pHが高い）は皮脂成分を取り除くため、弱酸性の洗浄剤を選択します。よく泡立てて泡をつぶさないよう優しく洗いましょう。このとき、熱いお湯は痛覚刺激の増殖と皮脂膜の除去につながります。体温程度（40℃）が適温です。洗浄後、水分をよく拭き、10分以内に保湿剤を使用します。体温が高いと保湿剤がよく浸透します。

手荒れは人為性の乾燥肌の最も典型的なもの

　院内感染対策（通過菌を媒介しない目的）として、手洗いの重要性はますます高く評価されています。新型コロナウイルスへの感染を予防するため、念入りに手を洗ったり、消毒したりする人が多いという人為性の原因も影響してきます。さらに、頻回の手洗いによる手湿疹の増加は看過できない状況となっています。したがって、手洗い後のこまめな保湿ケアが必要です。

▼誰にでも起こる乾燥肌

季節の要因	夏の冷房の効かせすぎ 冬の暖房の効かせすぎ、冬の温度低下
年齢的な要因	加齢による皮脂・発汗量の低下
生活習慣の要因	洗うときに強くこする 刺激性の強い洗浄剤 すすぎの不足
病気や体質的な要因	アトピー体質、遺伝的バリア機能の低下、糖尿病、肝細胞がん、腎不全などの疾患

▼原因・悪化因子の検索と対策

頻回な手洗いが一因：“1処置1手洗い”

最近のガイドラインでは、頻回な手洗いはコンプライアンスが悪く、経済的にも問題が多いので、実際に即してアルコール製剤を使用することとなった。

●「医療施設における手指衛生に関するガイドライン」2002年

ポイント

①患者またはその周辺機器・環境に触れるすべての行為の前後に、手洗いもしくは手指消毒を行う。
②目に見える汚染がなければ、擦式消毒用アルコール製剤による手指消毒を行う。
③目に見える汚染があるときは、流水と石けんを用いた手洗いを行う。
④手荒れの予防が重要である。

痒みとは

　健康な肌では角質が水分を保ち、その外側に皮脂が膜をつくって外からの刺激を防ぐバリアとして働いています。肌が乾燥して角質層に隙間ができると、バリア機能が壊れて外からの刺激に敏感になり、痒みを感じやすくなります。

痒みとは

　痒みは、皮膚、粘膜、角膜に生じる不快感であり、意識的または、無意識的に「掻きたい」と感じる刺激を指す。
　真皮内に存在する肥満細胞からヒスタミンが放出され、大脳皮質で痒みを感じる。神経から放出する神経ペプチドが肥満細胞を刺激して、さらに痒みを悪化させる。皮膚に痒みを感じる場合、痒みを感じる細い神経線維が表皮に向かって伸びてくるため、さらに痒みを伝えやすくなる。

▼痒み（掻痒感）

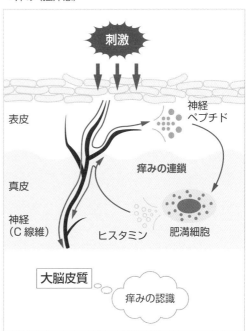

●原因

　皮膚のバリア機能が弱くなり、刺激に対し敏感になることで痒みが発生します。角質層が剥がれ、その隙間からアレルゲンや刺激物が入り込みやすくなり、痒みや湿疹、かぶれを起こします。また、皮脂が酸化して痒みの物質に変化して起こります。

●メカニズム

　真皮間のヒスタミンが放出され、大脳皮質で痒みを感じ、神経ペプチドが肥満細胞を刺激して、乾燥肌を放っておくとさらに痒みを悪化させます。痒みの悪循環を以下に示します。

▼乾燥を放っておくと…

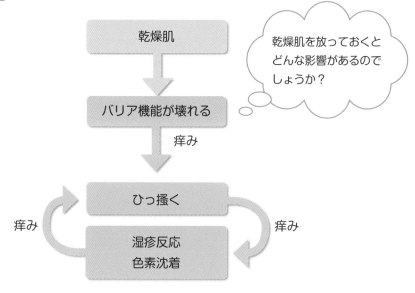

肌の痒みを防ぐ方法

肌の痒みを防ぐ方法を以下に示します。

・身体を洗うときは、石けんの泡により、柔らかいタオルや手のひらで洗う。
・お湯はぬるめにし、長湯は避ける。
・入浴後10分以内に保湿剤を塗る。
・肌に直接つける下着や衣類は木綿にする。

・汗をかいたあとはできるだけ早く洗い流す。
・石けん、洗剤の使いすぎに注意し、十分にすすぐ。
・冬は加湿し、過度の暖房や電気毛布、こたつに注意する。

痒み対策

痒みの対策の第一歩はスキンケアです。乾燥しやすい場所に保湿剤を塗ることで、皮膚の機能が回復し、外界からの刺激を和らげ痒みが抑えられます。皮膚が痒くなる原因には、皮膚の病気だけでなく、肝臓、胆のう、膵臓などの消化器や血液、神経など様々な臓器の病気が原因であることも多くあります。もとの病気を治さなければ痒みは止まりません。医師に相談してください。

スキンケアの目標
・掻破による皮膚損傷を予防する。
・痒みを緩和する。

スキンケアの方法

① 局所ケア
皮膚疾患の場合は適切な治療を行う。
ドライスキンの場合は、保湿を行う。尿素系軟膏（ケラチナミンコーワ軟膏）、ウレパールクリームやヘパリン類似物質（ヒルドイドソフト、ヒルドイドローションなど）。

② 皮膚の清潔
・軟膏の残留などが皮膚への刺激になるので、皮膚を清潔に保つ。
・機械的刺激を与えず、洗浄剤をよく泡立てて愛護的にケアする。
・皮膚が乾燥している場合は、弱酸性洗浄剤を使用する。

③ 掻破予防
・爪を短く整える。掻かずに叩く。患部を包帯で保護する。

④ 痒みの緩和
・熱い湯を避ける。
・毛や化学繊維は物理的な刺激となりえるため避ける。
・電気毛布やこたつを避ける。
・精神的ストレスを軽減できるようにする。
・痒みによる不眠があるときは、寝る前に外用剤や抗アレルギー剤、抗ヒスタミン剤などを内服する。

保湿はしっかりと　　　洗浄剤はよく泡立てる　　　爪は短くする　　　ストレス注意

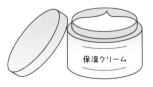
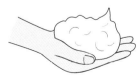

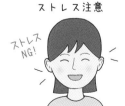

痒みを伴う主な皮膚の病気

痒みを伴う主な皮膚の病気を以下に示します。

接触性皮膚炎：原因となるものが触れた部分に起こります。

皮脂欠乏性湿疹：皮膚の水分量と脂質の減少が原因の痒みで、しばしば掻き壊しによる色素沈着や皮疹が見られることがあります。

痒疹（ようしん）：激しい痒みを伴う皮疹が現れます。急性の場合は虫刺されによるものが多くジクジクとした皮疹ですが、慢性の場合は表面の硬い豆粒のような皮疹で中高年に多く、主に手足や腰腹部に現れます。

蕁麻疹：赤みをおびた皮膚のふくらみが痒みを伴って現れます。症状は24時間以内に消えてしまいますが、繰り返すことが多く、その期間によって急性と慢性に分けられます。

湿疹、皮膚炎：主な疾患にアトピー性皮膚炎、接触性皮膚炎、皮脂欠乏性湿疹などがあります。

アトピー性皮膚炎：痒みが強く、慢性的に悪くなったり、よくなったりします。赤ちゃんの頃に始まることが多く、大人まで続くこともあります。

スキンケアの基本

▼皮膚の清潔・洗浄について

- ・ぬるめの温湯（36～39℃）で入浴やシャワーを行う。
- ・入浴やシャワーが不可能な場合は、丁寧に部分浴、洗浄、清拭を行う。
- ・汗、余分な角質や皮脂、皮膚常在菌代謝産物、尿や便、滲出液など、皮膚に付着する「汚れ」を洗浄、除去する。
- ・ナイロンタオルやブラシ、たわしなどは使用しない。

▼皮膚の保湿のために

- ・皮膚への刺激の少ない弱酸性石けんを使用する。
- ・強くこすらずに、よく泡立てて泡で汚れを包み込んで洗う（手のひらで優しく洗う、こすらない）。
- ・洗浄剤を残さずに洗う。
- ・洗浄は1日2回以上は行わない（脱脂行為）。
- ・洗浄後は15分以内に保湿剤を使用する。
- ・エアコンや暖房の風に直接当たらない。
- ・湿度は40％以下にならないようにする。

▼スキンケアの基本

・皮膚の観察
・皮膚の清潔
・皮膚の乾燥を防ぐ
・皮膚の湿潤・浸軟を防ぐ
・感染を起こさない

皮膚をより清潔に、より健常な状態に維持することが大切

患者教育が必要

▼スキンケアの目的と方法

皮膚の生理機能を正常に保つ

目的
①皮膚の生理機能の強化・維持に努める
②皮膚表面の自然な再構築性を維持する
③皮膚障害の早期回復を図る

方法

| 洗浄・清潔 | 保湿 | 保護 |

生理機能の正常化には、角質層に適度な水分が必要

▼びらんや表皮剥離がすでにある場合

・洗浄剤は使用しない（開放創には細胞毒がある）。
・表皮剥離、びらんは痛みが伴うので生理食塩水を使用する。
・冷たいままでは使用せず、人肌程度に温めて使用する。

看護師としての
腕の見せどころ
です

スキントラブルがあれば早急な対応が必要。
遅くなると治るまでに時間を要する。

免疫機能

免疫とは、生物学的防御システムであり、多数の細胞などのネットワークによって担われた機能を持つものです。

自己と非自己を区別する免疫機能をつかさどる胸腺が老化と共に萎縮し、T細胞（がん細胞のような標的細胞などを攻撃するリンパ球の一種）が減少するといわれています。

アレルギーなどもこの免疫機能と関係しているといわれていますが、この免疫機能の老化が大きな影響を及ぼします。免疫とは、体内で発生した異常細胞および細菌やウイルスなど望まれない侵入生物を回避するための生物学的防御力です。

免疫には特異的な要素を持つものと、非特異的な要素を持つものがあり、非特異的要素は障壁として働き、抗原特異性にかかわらず多様な微生物を排除する働きを持ちます。

免疫の機能には、自己と非自己を見分ける機能、病原体等を侵入・増殖させない機能、一度さらされた病原体に即応する機能、異常な「自己」を判別する機能があります。

免疫は大きく自然免疫と獲得免疫に分かれます。自然免疫は、病原体のパターンなどを認識して即対応する免疫システムであり、獲得免疫は病原体などに対して、より特異的な反応をする細胞の活性化や調整によって成り立つ複雑なシステムです。自己と非自己を見分け、自分の成分でないものを攻撃する、という免疫の重要な役割を果たします。

ストレスに関連した免疫学的変化を以下に示します。

▼ストレスに関連した免疫学的変化

- ・体内循環中のマクロファージとリンパ球数
- ・NK細胞の活動
- ・B細胞/T細胞比
- ・抑制（性）T細胞/ヘルパーT細胞比
- ・自己免疫反応
- ・分裂誘発物質に対する反応
- ・界面・ステロイド受容体（surface and steroid receptors）

老人性紫斑とは

加齢に伴う変化により血管支持組織が弱くなり、皮下出血を起こし、本人が自覚しない程度の刺激によっても容易に形成される紫斑のことです。抗凝固剤を内服している場合に生じやすくなります。

●対策

紫斑は自然に消退するときと、紫斑部にびらんを形成するときがあります。皮膚の乾燥を避け、保護・保湿ケアを行うことが重要です。外力による刺激を除去するため、ネームバンドの下にワンタッチロールや包帯を巻いて保護し、ベッド柵や壁、ベッドの角にはカバーとなるものを取り付けましょう。また転倒・転落防止に努めましょう。レッグウォーマーやアームウォーマーも有効活用して保護します。びらん部にガーゼを貼付する場合、医療テープとしては肌に優しい優肌絆、シリコンテープ、ワンタッチロールを用いて固定、皮膚被膜剤や剥離剤を使って外部刺激を最小限にすることができます。また、患者さん本人への指導的関わりも必要です。

帯状疱疹とは

いままでに経験したことがない痛みやピリピリした痛みと違和感が突然現れ、その後、赤い発疹が出てきてやがて水疱になる、という経路をたどります。原因は潜伏中の水疱ウイルスです。多くの人は子供の頃に水痘症にかかると全身の脊髄や神経節に潜伏感染という形で水痘症帯状疱疹ウイルスが棲みつき共生するようになります。加齢や疲れ、ストレスなどで免疫力が低下すると、潜伏していたウイルスが活性化し、神経を伝って皮膚の表面に現れます。

●対策、治療

早期の抗ウイルス薬（アシクロビル、バラシクロビル）の服用が、重症化や帯状疱疹後神経痛や合併症を予防します。痛みが強い場合は消炎鎮痛剤を使用します。重要なポイントは安静を保つことです。神経の中にいるウイルスは死滅することはないため、自身の免疫力を高めることが大切です。身体を冷やさないように部屋を暖かくして、可能であれば湯船に浸かって身体を温めるのも効果的です。また、アシクロビルなどの抗ウイルス薬の中には腎臓に負担がかかる治療薬もあるため、医師に相談しましょう。

●治療中に心がけること

帯状疱疹の治療中に心がけることを以下に示します。

・できるだけ安静にして激しい運動は避ける。
・十分な栄養をとる。
・部屋を暖かくして身体を冷やさないようにする。
・皮膚の乾燥を防ぎ、患部に外気が直接当たらないようソフトガーゼなどを貼付する。

MEMO

chapter 5

スキンテアの予防と看護

スキンテア（皮膚裂傷）は、主に高齢者に発生する皮膚の急性損傷です。
高齢者の皮膚の特徴に対し、通常の医療・療養環境の中で生じる
摩擦やずれが引き金となって、スキンテアとなります。
発症リスク要因を持つ患者は繰り返し発症することから、
予防の取り組み（教育的指導とIC）が重要になります。

スキンテアとは（定義）

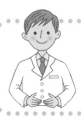

スキンテア（皮膚裂傷）とは「摩擦、ずれによって皮膚が裂けて生じる真皮深層までの損傷（部分層損傷）」のことだと定義されています。スキンテアは単にテアともいいます。

➕ 外傷性創傷

スキンテアは、主として高齢者の四肢に発生する外傷性創傷であり、摩擦単独あるいは摩擦・ずれによって、表皮が真皮から分離（部分層損傷）、または表皮および真皮が下層構造から分離（全層損傷）した外傷性創傷です。皮膚構造を以下に示します。

▼スキンテアとは（定義）

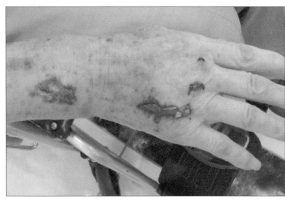 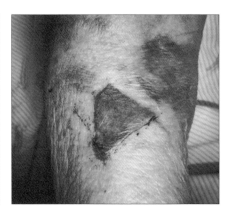

Payne, R. & Martin, M. (1993), Defining and classifying skin tears: Need for a common language ... a critique and revision of the Payne-Martin Classification system for skin tears, *Ostomy Wound Management*, 39 (5), 16-20.

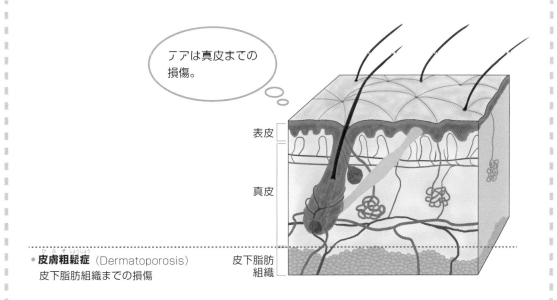

テアは真皮までの
損傷。

表皮

真皮

- **皮膚粗鬆症**（Dermatoporosis）
  皮下脂肪組織までの損傷

皮下脂肪
組織

出典：一般社団法人 日本創傷・オストミー・失禁管理学会 理事長企画1 コンセンサスシンポジウム「スキンテアの実態調査
について」より、2014年

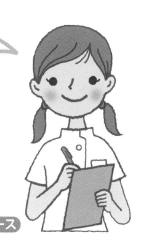

真皮深層までの損傷（部分層損傷）
をスキンテアといいます。

新人ナース

皮膚加齢と発生メカニズム

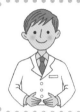

加齢による表皮・真皮の変化に加え、皮脂や天然保湿因子、セラミドが減少することで、ドライスキンになります。ドライスキンではバリア機能が低下し、外界からの刺激を受けやすくなります。特に紫外線の影響で真皮上層の弾性線維が破壊され、真皮が脆弱となりスキンテア発症の機序となります。

✚ 加齢による表皮・真皮

加齢により表皮・真皮が菲薄化し、表皮突起とそれに嵌入する真皮乳頭の突出も平坦化して、表皮・真皮間の結合による相互作用が低下します。さらに、真皮の膠原線維などの基質が減少し、皮膚の弾力性が低下しているため、外力（摩擦とずれ）によってスキンテアが発生しやすくなります。つまり、高齢者の皮膚は、老化により細胞分裂が低下するため、皮膚の回転周期が延びるだけではなく、皮膚の菲薄化を認めます。その皮膚の菲薄化により、軽微な機械的刺激でも表皮剥離などの皮膚障害を起こしやすくなります。また、老化による真皮の角質細胞間脂質の減少や細胞内水分の減少などによりドライスキンとなり、老人性乾皮症になることで皮膚障害が発生しやすくなります。発生メカニズム、高齢者の皮膚の特徴、発生の予測要因を以下に示します。

▼発生メカニズム

・表皮と真皮の結合部分には、基底膜領域が存在している。
・加齢に伴って、この部分の皮膚の状態変化が著しくなる。
・表皮層・真皮層ともに、突起物が平坦になる。そのため、ずれの力に対して、皮膚が非常に弱くなる。

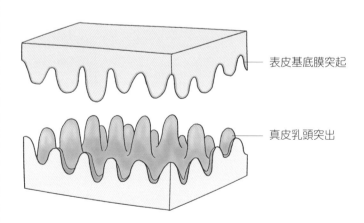

表皮基底膜突起

真皮乳頭突出

▼高齢者の皮膚の特徴

高齢者の皮膚	若年者と比較して
ターンオーバーの時間	1.5倍長い
角質層の厚さ	2〜3割肥厚
表皮の変化	萎縮する
保湿成分	減少する（皮脂やセラミドの減少）
免疫反応	低下する（ランゲルハンス細胞の減少）
毛細血管の変化	脆弱化
表皮と真皮の結合力	低下する
真皮の変化	弾力性が低下する
皮下脂肪	減少する

▼高齢者の皮膚の特性から見た発生の予測要因

❶老人性紫斑　❷斑状出血　❸ヘマトーマ（血腫）
❹瘢痕（以前のテアや皮膚創傷による）　❺浮腫

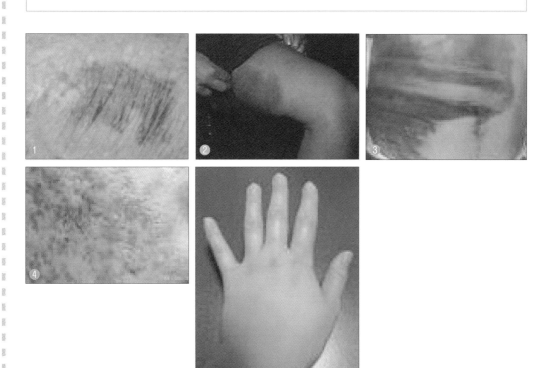

出典：2013年、一般社団法人 日本創傷・オストミー・失禁管理学会 特別公演3、スキンテア：予測・予防・治療のエビデンス、
　　　オーストラリア シルバーチェーン＆カーティン大学 ケリリン・カービル氏講演より

発生要因と好発部位

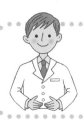

スキンテアの好発部位としては、個体要因（皮膚の菲薄、乾燥、浸軟、浮腫、水疱、紫斑）と外力発生要因のリスクファクターがある患者の、主に上肢と下肢が挙げられます。

個体のリスクが高まる要因

個体のリスクが高まる要因には、長期のステロイド剤使用や抗凝固剤使用、抗ガン剤使用、放射線治療、低栄養状態、皮膚の乾燥を招く透析治療があります。

ここでは、日本創傷・オストミー・失禁管理学会の**日本語版STARスキンテア分類システム**を紹介します。

STAR分類理解のポイントとして、アルファベットのabは皮弁の色を表し、aは色調が良好、bは蒼白、薄黒い、黒ずんでいる状態です。

皮弁の存在を数字で表し、1は皮弁（創縁）を元に戻すことができ、2は皮弁を正常な位置に戻すことができなくなり、3は皮弁が完全に欠損している状態です。

▼カテゴリー1a

皮弁を（過度に伸展させることなく）正常な解剖学的位置に戻すことができ、皮膚または皮弁の色が蒼白でない、薄黒くない、かつ黒ずんでいないテア。

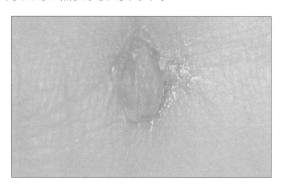

出典：日本語版STARスキンテア分類システム、2013、一般社団法人日本創傷・オストミー・失禁管理学会

▼カテゴリー1b

皮弁を（過度に伸展させることなく）正常な解剖学的位置に戻すことができ、皮膚または皮弁の色が蒼白、薄黒い、または黒ずんでいるテア。

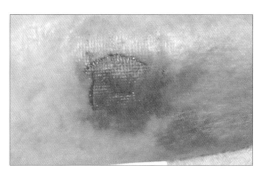

出典：日本語版STARスキンテア分類システム、2013、一般社団法人日本創傷・オストミー・失禁管理学会

▼カテゴリー2a

皮弁を正常な解剖学的位置に戻すことができず、皮膚または皮弁の色が蒼白でない、薄黒くない、かつ黒ずんでいないテア。

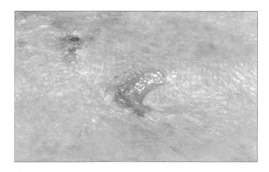

出典：日本語版STARスキンテア分類システム、2013、一般社団法人日本創傷・オストミー・失禁管理学会

▼カテゴリー2b

皮弁を正常な解剖学的位置に戻すことができず、皮膚または皮弁の色が蒼白、薄黒い、または黒ずんでいるテア。

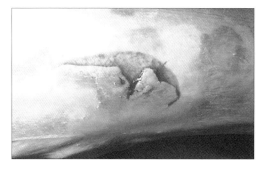

出典：日本語版STARスキンテア分類システム、2013、一般社団法人日本創傷・オストミー・失禁管理学会

▼カテゴリー3

皮弁が完全に欠損しているテア。

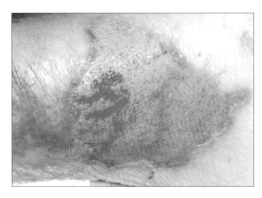

出典：日本語版STARスキンテア分類システム、2013、一般社団法人日本創傷・オストミー・失禁管理学会

▼スキンテアのカテゴリー分類　まとめ

	皮弁を正常な解剖学的位置に**戻せる**	皮膚または皮弁の蒼白が**ある**	皮膚または皮弁が薄黒くない。または黒ずんでいる	皮弁が完全に**欠損**
カテゴリー1a	○	蒼白なし	黒くない	×
カテゴリー1b	○	蒼白あり　または　黒い		×
カテゴリー2a	×	蒼白なし	黒くない	×
カテゴリー2b	×	蒼白あり　または　黒い		×
カテゴリー3	―	―	―	○

①皮弁の存在【数字】　②皮弁および周囲の色【アルファベット】

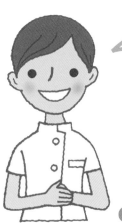

皮弁の存在は数字で表します。1は皮弁を元に戻すことができ、2は皮弁を正常な位置に戻すことができなくなり、3は皮弁が完全に欠損している状態です。

先輩ナース

リスクの高い臨床現場

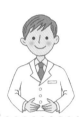

予防的スキンケアを実践していても、スキンテアが発生した場合、病変部だけに注目するのではなく、生活状況や療養状況、活動状況との関連についても留意しながら観察していくことが大切です。また、現在実践しているスキンケア（清潔・保湿・保護）のアセスメントをしましょう。日々、皮膚組織の耐久性を高めるための安全なリハビリプログラムの導入も必要です。

➕ スキンテアの発生要因

スキンテアは個体要因に外力発生要因が付加されたときに発生します。例えば、ベッド柵での四肢の擦れ、体位変換、移動介助、転倒・転落による皮膚の裂傷はずれが原因です。また、絆創膏除去やリストバンドの擦れ、衣服の擦れによる裂傷は摩擦によるものです。

さらに、患者さんの療養環境の中には床頭台、ベッドや壁の角、床の水滴、すべりやすいスリッパなど、たくさんの外力発生要因があります。スキンケアの原則である清潔・保湿・保護で皮膚組織の耐久性を高め、その人にとっての外力発生要因への保護対策を行います。

看護は患者さんの療養環境を整え、個々の日常生活動作を支援することが求められます。このとき、注意深い観察が必要になります。持続した圧迫やずれを原因とする皮膚損傷は褥瘡です。失禁によるおむつ内の皮膚びらんは**失禁関連皮膚障害（IAD）**と呼ばれます。医療機器による連続した圧迫やずれを原因とする皮膚障害は**医療機器関連圧迫創傷（MDRPU）**です。テアとの区別を正しく判断しましょう。テアと判断しない症例を以下に紹介します。

▼テアと判断しない潰瘍

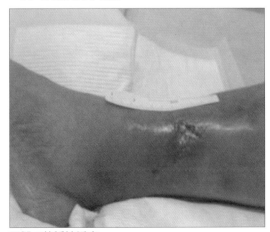

下腿の静脈性腫瘍

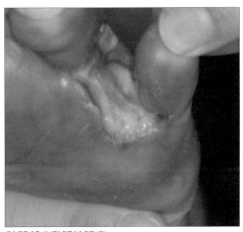

趾間部の動脈性腫瘍

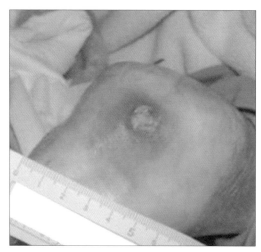

膝関節部の褥瘡

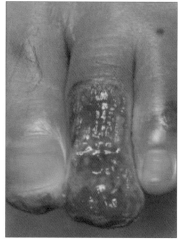

足趾部の糖尿病性腫瘍

▼皮膚の連続性が破綻していないためテアではない

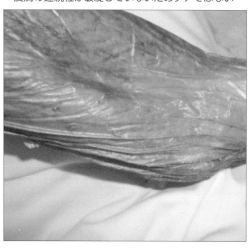

▼ネームバンドによる皮膚障害

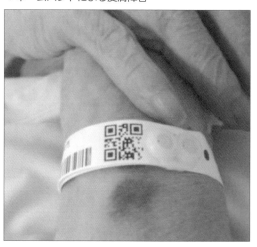

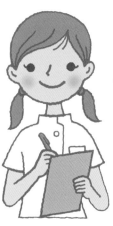

新人ナース

スキンテアの定義を思い出しながら観察するのですね。

テア局所管理

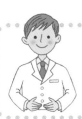

個体要因のある患者の四肢を観察してテアを発見したら、テアと周囲皮膚の状況を観察してアセスメントします。次に日本語版STARスキンテア分類システムを用いてカテゴリー分類を行います。

創傷処置

患者の苦痛が最小限になる工夫を行い、創傷治癒過程に適応した創傷処置を行います。テアを発見した場合は、**テア局所**と周囲皮膚を観察します。**個体要因**（全身状態、皮膚状態）、**外力発生要因**（患者行動、管理状況）のアセスメントを行い、その結果から該当する原因・要因に対してただちに予防的介入を行います。

❶出血の有無の評価を行う。出血時、ソフトガーゼで圧迫止血。じわじわ出血がある場合、ストーマケアに使用する皮膚保護剤パウダーを散布し、ガーゼ圧迫をする。このとき出血凝固時間の検査データ、バイタルサインをチェック、持続するようであれば医師に連絡する。

❷温生食あるいは微温湯で洗浄、身体から出る血液や体液はアルカリ刺激になるため優しく拭き取る。

❸皮弁がある場合は元の位置に戻す。乾燥している場合は生食ガーゼで5分間湿らせると元に戻しやすくなる。

❹元に戻した皮弁を3Mステリストップやニチバンのファスナートで固定する。

❺創に適切な被覆材を使用し安静を図る。非固着性ドレッシング（メロリン、ウルゴチュール、エスアイエイド・メッシュなど）を白十字社のワンタッチロールで固定する方法と、シリコンゲル粘着性創傷被覆材（ハイドロコロイド材）のカラヤプラストとポリウレタンフォーム、ソフトシリコンを貼付する方法がある。

ニチバン・ファスナート使用症例を以下に提示します。

症例1 **皮膚接合用テープによる基本的処置方法**

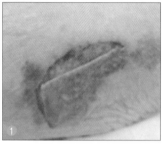 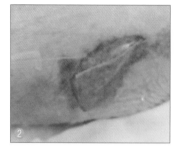 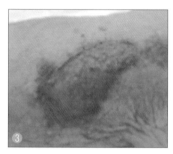

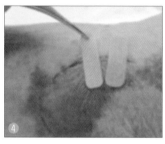 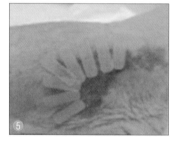 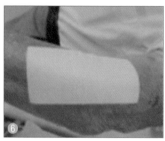

提供：ニチバン株式会社

❶受傷の翌日に受診。皮弁は乾燥し内側へ重なっている。
❷生理食塩水の噴水洗浄により凝血塊を十分除去し、皮弁を湿潤にする。
❸再生した皮弁を可及的に元の位置に戻す。
❹ファスナート_{TM}の片方を皮弁の端に貼り、創縁を確実に接近させて他方を貼り圧着する。このとき、テープは創縁に対し垂直に貼付することが重要である。
❺滲出液ドレナージのために各テープの間隙を2～3mmあけ、❹の操作を繰り返して創縁全体を接近させる。
❻固定後、カテリープラス_{TM}パッドで被覆保護する。

● **確実な創閉鎖を実現するファスナート_{TM}**
・カド丸形状で剥がれにくい
・プレカットサイズの6mm×19mmを
　ラインアップ

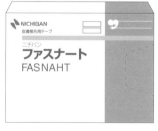 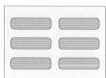

▼皮膚接合用テープ「ファスナート™」の前腕部スキンテアへの使用事例②

症例2 **受傷直後の基本的処置方法**

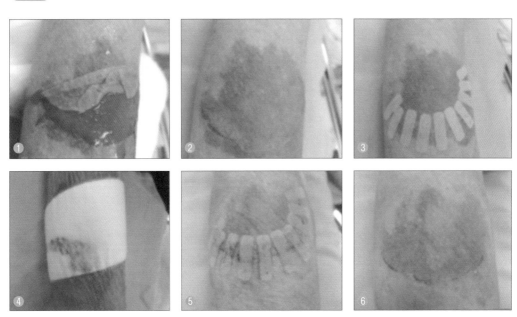

提供：ニチバン株式会社

❶受傷直後に受診。出血を伴う新鮮創。
❷生理食塩水による創洗浄を行ったあと、皮弁を元の位置に戻して圧迫止血。
❸ファスナート™の片方を皮弁の端から貼り始め、創縁を確実に接近させて他方を貼り創縁全体を修復する。
❹翌日、被覆保護したカテリープラス™パッドに滲出液の吸収が見られる。
❺１週間後、ファスナート™の脱落や創哆開は見られない。
❻ファスナート™を皮弁側から慎重に剥がして創治癒を確認。周囲皮膚にトラブルは見られなかった。

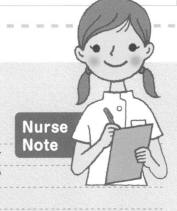

皮膚接合用テープ

Nurse Note

①皮膚接合用テープは間隔をあけ紫斑部への貼付は避けます。また、テープが自然に剥がれるまで無理に剥がさないようにします。

②不透明な創傷被覆材の交換時には、剥がす方向（皮弁の基部から剥離部）に矢印（↑）を書いておくと剥離時の二次損傷を防げます。被覆材交換時には、剥離剤（リムーバー）を使い、優しく静かに時間をかけて除去しましょう。

予防ケア

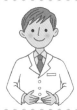

スキンテアの予防ケアはリスクアセスメントから始まります。個体要因に対しては正しいスキンケア（洗浄・保湿・保護）、外力発生要因に対してはケアの技術を磨き、医療、保健、福祉の全員で取り組みます。そしてもう1つ大切なこととして、患者本人と家族の啓発活動が予防のポイントとなります。

✚ スキンテアの予防策

　スキンテアには、個体要因と外力発生要因が関与します。予防策のポイントを以下に示します。

・手足を保護する。
・周囲を整える。
・優しく身体を洗う。
・保湿剤を塗る。

・身体を引っ張らない。
・手足は下から支えて持ち整える。

▼優しく身体を洗いましょう

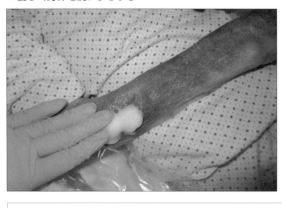
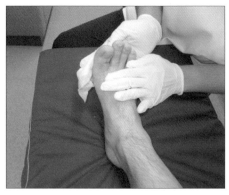

・熱いお風呂は避ける。
・洗浄剤はこすらずに洗い流す。
・洗ったあとは保湿する。

▼手足を保護しましょう

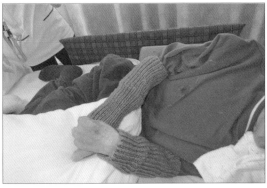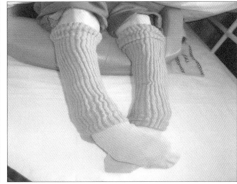

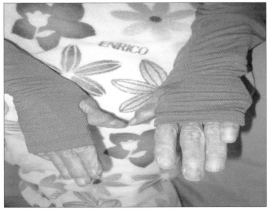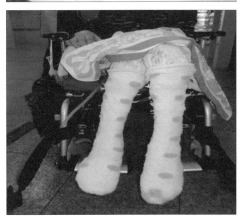

▼医療用リストバンド装着時の保護

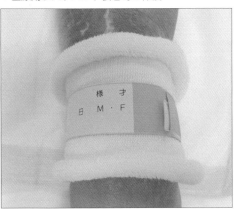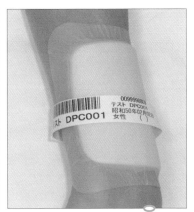

筒状包帯の使用

シリコン系の
ドレッシング材の貼付

リストバンドの装着感
は、患者にとっても重
要な要素である。

▼身体を引っ張らないように

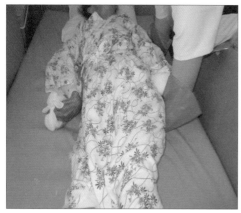 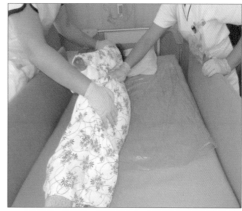

▼手足は下から支えるように

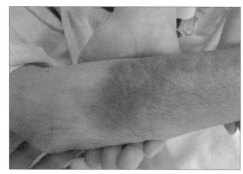 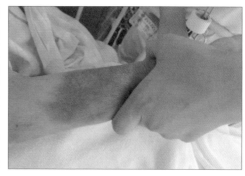

▼周囲を整えましょう

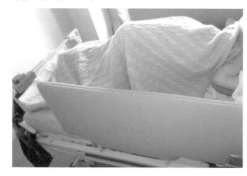 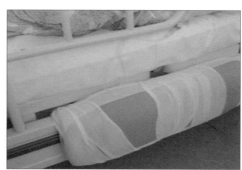

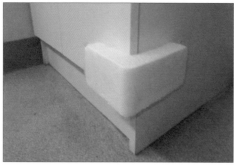 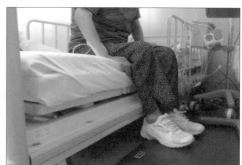

医療用粘着製品
（絆創膏・サージカルテープ）

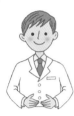

医療現場では、用途に応じて皮膚に貼布する様々な絆創膏が使用されています。絆創膏による接触性皮膚炎の要因には物理的・化学的刺激が考えられ、中でも刺激の頻度が高くスキントラブルを発症するリスクのある物理的刺激には注意が必要です。物理的刺激には、

①貼布中の皮膚へのストレス
②剥離時の皮膚へのストレス
③皮膚表面の長期密封による皮膚機能障害

があり、回避するためには皮膚の機能と絆創膏の特徴を理解したうえでの保護ケアが重要です。ニチバンのスキナゲートは、物理的な刺激に対応した極低刺激性を追求したものです。看護には、患者に安全と安心を提供する役割があります。

医療用テープからの保護ケア

テープ固定の目的に合わせた固定方法とテープの選択を行います。皮膚保護シートや被膜剤の上はテープで固定し、ドレーンやチューブの固定はオメガ（Ω）固定で動きにゆとりを持たせます。テープは角層剥離の少ない低刺激性のものを使用します。テープは必要な長さにカットし、中心から外側に向かって貼付します。また、剥がすときは粘着剥離剤（リムーバー）を使用し、皮膚を押さえながら静かに剥がします。

テープかぶれ

テープが貼付されている皮膚は、汗腺が塞がれて不感蒸泄が阻害されるため皮膚の角質層の水分が過剰になり、浸軟状態となりやすくなります。この浸軟状態のことを**テープかぶれ**といいます。浸軟状態の皮膚は外力に対する抵抗力が低下し、表皮剥離が生じ、化学物質や微生物が容易に侵入して皮膚障害の発生が助長されやすくなります。

この節では以下、医療用テープによるスキントラブルの要因と種類、医療用テープの種類と特性、テープの貼り方、テープの剥がし方、フィルムの剥がし方、ドレーンの正しい固定方法、各種スキンケア用品を紹介します。

▼医療用粘着テープの構造

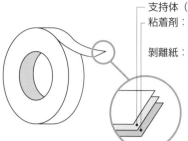

支持体（基材）：布、紙、不織布など
粘着剤：天然ゴム、合成ゴム、アクリル、
　　　　シリコンなど
剥離紙：紙、プラスチックフィルム

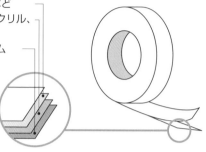

▼医療用粘着テープによるスキントラブルの要因と種類

要因		皮膚障害
物理的刺激	剥離刺激 繰り返し貼付	角質・表皮剥離
	固定による皮膚引張	緊張性水疱
化学的刺激	刺激物質の侵入 感作されている物質の侵入	一次刺激性接触性皮膚炎 アレルギー性接触性皮膚炎
細菌	細菌の増殖	感染

▼医療用粘着テープの特徴

医療テープはゴム系、アクリル系、ゲル系、シリコン系に大きく分類される。

ゴム系	・優れた粘着性と適度な凝集力がある。 ・耐老化性がよくなく、軟化したり、粘着不良を起こす。
アクリル系	・ゴム系粘着剤と比べた場合、光や酵素に対して安定している。 ・アレルギー反応を起こしやすいラテックス成分を含まないため、かぶれにくい。
ゲル系	・アクリル系粘着剤よりも剥離刺激が少なく、角質層を損傷させない。 ・貼付直後から皮膚の表面になじみ、十分な接着面積を確保することで、優れた密着力を示す。 ・固定性が十分保持され、医薬品の保持・拡散などの能力にも優れており、薬物として経皮吸収製剤も製造されている。
シリコン系	・–65～250℃という幅広い範囲の温度に耐える。 ・ゴム系粘着剤に比べて耐老化性、耐薬品性に優れている。 ・欠点として価格が高いことがある。

> テープを剥がすときや、テープによるかぶれに細心の注意をしていただきたいです。

患者さん

▼ゴム系、アクリル系、ゲル系の製品例

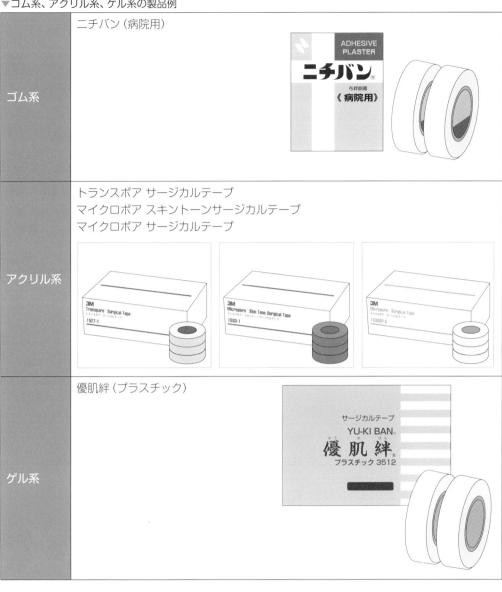

ゴム系	ニチバン（病院用）
アクリル系	トランスポア サージカルテープ マイクロポア スキントーンサージカルテープ マイクロポア サージカルテープ
ゲル系	優肌絆（プラスチック）

▼滅菌・未滅菌テープの例

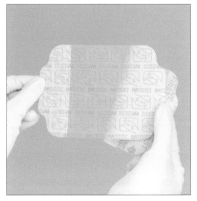

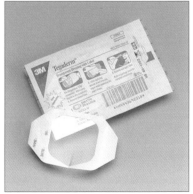

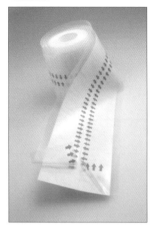
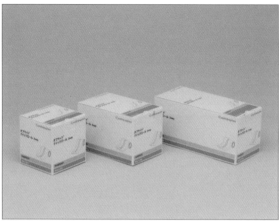

▼ドレーンの正しい固定法

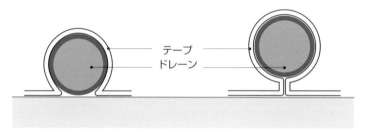

テープ
ドレーン

腫瘤を形成しやすい固定　　　　　　　　　適切な固定

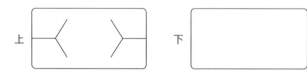

上　　　　　　　　　　　　下

下に土台用テープを貼付する。その上に、Y字形に切れ込みを入れたテープ
を重ねて貼付する。

正しいテープの貼り方を
しないと、このように
なってしまいます。

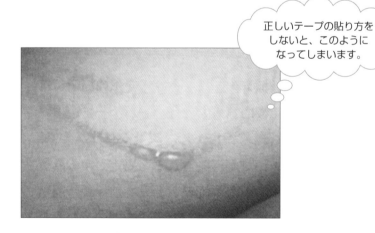

フィルムドレッシング

　ドレッシングとは、創傷面を直接覆うカバーのことです。ドレッシングの目的を以下に示します。

・感染の予防
・吸収
・外からの保護 (クッション効果)
・圧迫
・止血
・薬剤の投与
・ボディイメージの変化を覆い隠す

　ただし、これらがすべて満たされるものはありません。適応によって使い分ける知識が必要です。水蒸気透過度によるフィルム材の新分類を下記に示します。また、テープの貼り方を次ページ以下に示します。

▼水蒸気透過度によるフィルム材の新分類

	製品名	水蒸気透過度 $(g/m^2/日)$	粘着剤	クラス分類
低透過性フィルム	オプサイト ウンド (スミス・アンド・ネフュー ウンド マネジメント、英国)	725	アクリル系	クラス2
	テガダーム トランスペアレント ドレッシング (3M社、アメリカ)	743	アクリル系	クラス2
	バイオクルーシブ (シスタジェニックス ウーンドマネージメント、英国)	553	アクリル系	クラス2
	テガダームHP トランスペアレント ドレッシング (3M社、アメリカ)	1,156	アクリル系	クラス1
	バイオクルーシブH (シスタジェニックス ウーンドマネージメント、英国)	940	アクリル系	クラス1
中透過性フィルム	パーミエイドS (日東電工株式会社、日本)	2,200	アクリル系	クラス2
	優肌パーミエイド (日東電工株式会社、日本)	2,200	ゲル系	クラス1
高透過性フィルム	IV3000 ドレッシング (スミス・アンド・ネフュー ウンド マネジメント、英国)	11,140	アクリル系	クラス1

クラス1：救急絆創膏、カテーテル被覆保護用
クラス2：創傷被覆材

出典：形成外科51 (5)：561〜568, 2008

▼テープの貼り方

テープのよい貼り方

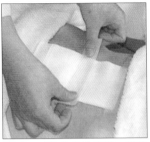 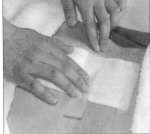 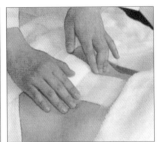

①テープの中央から貼っていく

②テープを引っ張らないようにして片方をとめる

③残りの一方をとめる

テープの悪い貼り方

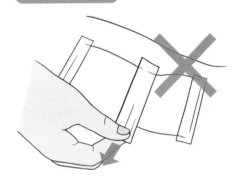

片側を押さえ、引っ張るように
テープを貼ろうとしている

▼テープの剥がし方

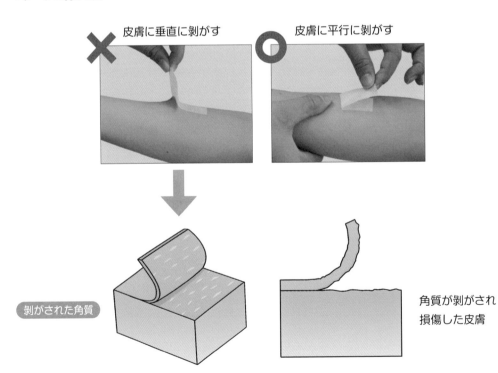

皮膚に垂直に剥がす　　　　　　　皮膚に平行に剥がす

剥がされた角質

角質が剥がされ
損傷した皮膚

98

▼フィルム材の剥がし方

✕

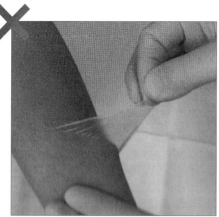

皮膚に垂直に引っ張ると皮膚に負担がかかり、損傷の原因となる

◯

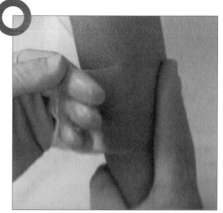

剥離刺激を少なくするには、皮膚と平行にフィルム材を引っ張りながら剥がす

▼ドレッシングの目的

・感染の予防　・吸収　・外からの保護（クッション効果）　・圧迫
・止血　　　　・薬剤の投与　　　　　　　　　　　　　　　・ボディイメージの変化を覆い隠す

…ただしこれらがすべて満たされるものはない…

適応によって使い分ける知識が必要

▼テープを貼る刺激から守る

粘着性のテープやドレッシング材を貼る前に…

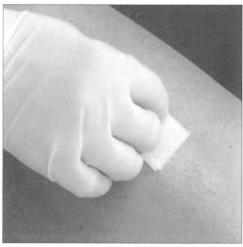

皮膚被膜剤（スキンプロテクター）の塗布

無色透明の被膜をつくり、物理的刺激から皮膚を守る

▼テープを剥がす刺激から守る

テープやドレッシング材を無理なく剥がす…

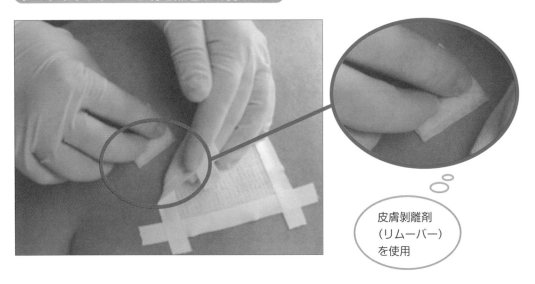

皮膚剥離剤
（リムーバー）
を使用

▼ポリウレタンフィルムの使用方法

踵部の褥瘡

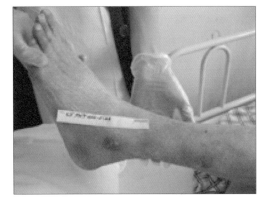

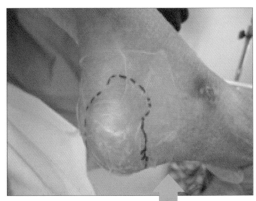

発赤の範囲をトレースしておく

医療用粘着製品使用時のポイント

　医療用粘着製品使用時のポイントを以下に示します。

・**貼付する前の皮膚の確認**
　皮膚が清潔で粘着剤などが残っていないこと。

・**不必要な緊張を与えない**
　サージカルテープを用いる際は、不必要な緊張を皮膚に与えない。
　テープは中心から外側に向かって圧着すると平均圧で貼付できる。

・**刺激が少ないように剥がす**
　必要に応じて剃毛し、体毛の生え方に逆らわないように皮膚を手で押さえながらゆっくり静かに剥がす。剥離剤や被膜剤は剥がす刺激や貼る刺激から皮膚を守る。

・**対象者の条件や使用目的に合った用品の選択**
　頻繁な交換が必要な場合は、粘着力の弱い製品を選択する。ドレーンなどでしっかり固定する場合は、板状皮膚保護材を皮膚に貼付した上に貼る。製品の特徴と皮膚の健康状態に合った適切な使用が必要。ネットや包帯（ワンタッチロール）で固定することも有効である。

浸軟状態の皮膚は、外力に対する抵抗力が低下し、皮膚障害の発生が助長されやすくなります。

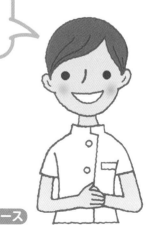

先輩ナース

MEMO

看護とは

- 応用の科学です。
- 応用するには基本をしっかり押さえたうえでのアレンジが求められます。
- アレンジにあなたのセンスといままでに得た知識が輝き、生かされます。
- あなたにしかできない看護を実践しましょう。

chapter 6

IADとIAD重症度 評価スケール

....

IADとは失禁関連皮膚障害のこと。
国際禁制学会で、失禁は「不随、あるいは無意識な便や尿の漏れが
社会的または衛生上の問題となっている状態」と定義されています。
適切な予防的・治療的スキンケアが心身のQOL向上につながります。

IADとは

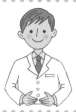

いち早く高齢化社会を迎えたわが国では、いま、老人の看護・介護が大きな社会問題となっています。特に、看護・介護人に一任される排泄援助は切実な課題です。排泄援助の知識と技術の共有を図り、援助を受ける人の安心・安全・安楽およびプライバシーに配慮した環境調整が必要です。

IADの定義

IAD＊とは失禁関連皮膚障害のことであり、「排泄物／尿または便、あるいは両者」の付着に関連して生じる皮膚障害——と日本創傷・オストミー・失禁管理学会で定義されています。いわゆる、おむつかぶれ、湿性皮膚炎、会陰部皮膚炎、会陰部かぶれと呼ばれてきたものがIADとして定義されました。

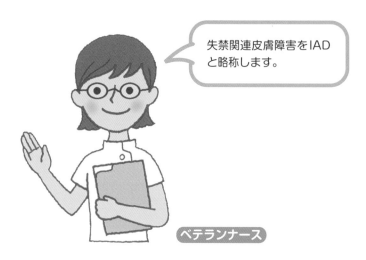

失禁関連皮膚障害をIADと略称します。

ベテランナース

＊IAD　Incontinence Associated Dermatitisの略。

IADの原因

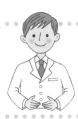
IADが発症する陰部環境は、便・尿失禁による接触刺激とおむつ内環境の高温・多湿が重なったものです。皮膚常在菌の増加、皮膚浸軟によるバリア機能の低下は易感染、症状の悪化を招きやすく、重症化しやすくなります。

失禁関連皮膚障害の原因

失禁関連皮膚障害の原因は、

・排泄物による化学的刺激
・洗浄・清拭による物理的刺激
・おむつによる接触性刺激

です。便はアルカリ性であり、特に下痢便は消化酵素が含まれていて80%以上は水です。下痢便が付着している皮膚は浸軟状態となってバリア機能が低下し、化学的刺激に敏感になります。また、尿失禁で尿が皮膚に付着すると、尿素が細菌によりアンモニアと二酸化炭素に分解されます。アルカリ化した尿は皮膚のpHを上昇させてバリア機能を低下させ、皮膚炎の原因となります。IAD発生のアルゴリズムを図に示します。

▼IADはなぜ起こる？

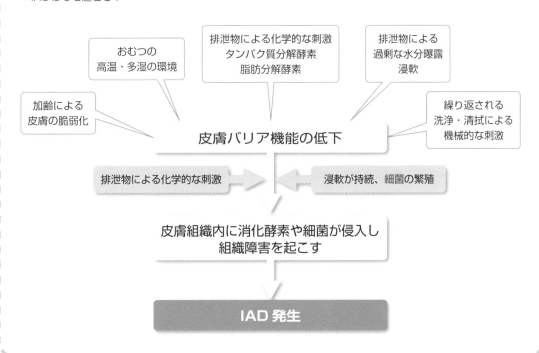

陰部が不潔になる原因

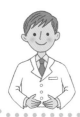

正常な皮膚のpHは4.7～6.4の弱酸性ですが、新鮮尿のpHは4.8～8.0で皮膚のpHに近いため、皮膚に接触してもただちに皮膚障害が発生することはありません。しかし、体外に排泄された尿は、尿素分解菌の作用によりアルカリ性となるため、尿失禁を放置しておくと皮膚障害が発生します。便にはアルカリ性の消化液が多量に含まれているので、皮膚に付着すると皮膚障害が発生します。

✚ 肛門部のにおいの発生

陰部の皮膚常在菌は他の部位より数が多く、皮膚常在菌の代謝産物も皮膚刺激となります。さらに、排泄管理に使用されるおむつ内の高温多湿の環境は皮膚常在菌の増殖を促し、起炎菌・感染菌となります。

肛門部にはアポクリン腺が分布しており、不潔にするとにおいが発生しやすくなります。また、陰部や肛門部には皮膚常在菌が多く、粘液を絶えず分泌しているため、排泄物によって汚染されやすい状態です。アルカリ性の排泄物が皮膚に接触すると皮膚炎になります。

▼誰もが持っている常在真菌：カンジダ菌

粘膜部位に見られる常在真菌
カンジダ菌（Candida 属真菌）

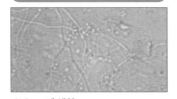

●カンジダ菌
口内や皮膚、腸、膣など高温多湿の粘膜に棲んでいる菌。

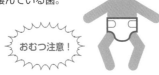

おむつ注意！

●主なカンジダ症
（カンジダ菌による感染症）

カンジダ性間擦疹
陰股部、脇の下、乳房の下の擦れる場所にできる。赤くなり痒みが強い。

指趾間びらん症
水仕事に従事する人に多い。利き手の第3趾間に好発する。

おむつかぶれ
おしりが真っ赤になり、汗疹のような湿疹ができる。

口腔カンジダ症
口の中や舌に白い物質ができる。

爪カンジダ症
爪が白く変色する。足より手のほうが多い。

カンジダ膣炎
白くてボロボロしたおりものが出る。外陰部が赤くただれ、痒みが強い。

このほかにも様々なカンジダ症がある。

菌写真提供：帝京大学医学部皮膚科　教授　渡辺晋一先生

106

　おむつ内の環境は温度、湿度が高く細菌が繁殖しやすい条件になっています。細菌の中でもカンジダ性間擦疹のときは、抗真菌成分が含まれたコラージュフルフル（持田ヘルスケア株式会社）での洗浄後、抗真菌薬の塗布が有効です。肛門周囲の症例の写真も下に示します。

▼カンジダ菌とは

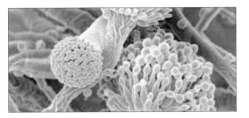

・皮膚表在感染を起こす真菌の1つ。
・温かく湿気の多い環境で繁殖する。
・真菌は人間の口、腸および腟に見られる、ありふれた常在菌である。
・高齢者、免疫抑制剤使用中、糖尿病などは真菌感染リスクが高い。
・皮膚が浸軟すると感染リスクが高くなる。

▼カンジダ性間擦疹

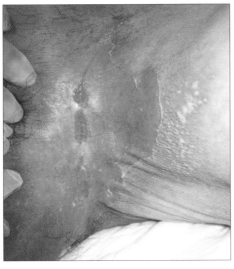

間擦部とは、腋窩や鼠径、陰股部、乳房下などの、皮膚と皮膚が重なる部分のこと。つまり温度と湿度が高い部位に見られるカンジダ性間擦疹では、間擦部に浸軟、紅斑、びらん、膜様の鱗屑、角層下膿疱を生じ、周囲に小紅斑や小膿疱などを伴う。

▼コラージュフルフル（持田ヘルスケア株式会社）

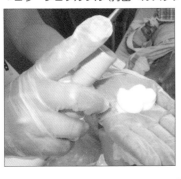
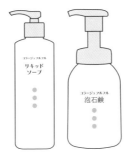

液体石鹸
100mL／約1200円
250mL／約2500円

泡石鹸
150mL／約1800円
300mL／約2300円

・抗真菌成分のミコナゾール硝酸塩と殺菌成分トリクロサンが配合された弱酸性洗浄剤。
・細やかな泡がワンプッシュで出るので手間が省ける。

▼尿取りパッドを重ねてはいけない

なぜ？

①尿取りパッドの裏側には、尿を通さない防水シートが使われている。
②紙おむつの尿取りパッドは「天然パルプ」と「防水ポリマー」➡水分を拡散・吸収➡水分を吸収すると固くなる➡圧迫
③2枚入れて1枚ずつ抜く➡摩擦やずれを起こす。

⬇

重ね使いは、蒸れや圧迫を増強し、不快感やスキントラブルの原因となる。

▼浸軟した皮膚は損傷しやすい

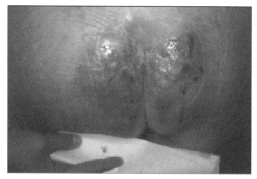
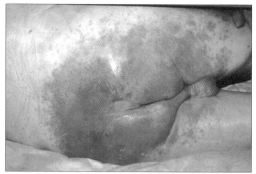
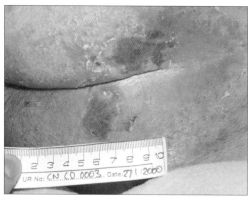
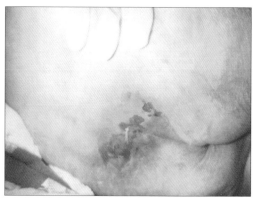

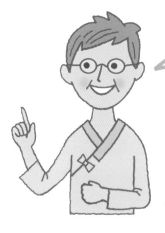

排泄物は皮膚に接触すると皮膚炎になるようです。様々なスキントラブルにならないように留意していただきたいです。

患者さん

▼高温・多湿・アルカリ環境に起こるスキントラブル

●排泄物の汚染

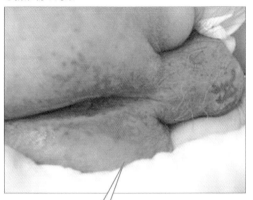

●色素沈着

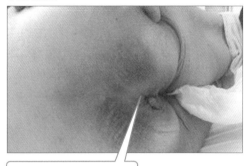

アルカリ性刺激で炎症
(メラニン色素の防衛反応)

下痢便に含まれる
消化酵素のアルカリ性刺激

痛い

●真菌による感染症

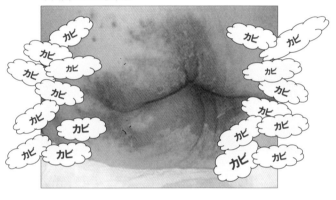

✚ 排泄ケアの洗浄剤

　市販されている石けんの多くはアルカリ性です。ドライスキンや浸軟した皮膚にアルカリ性の石けんを使用すると、皮脂を過剰に除去してしまいます。したがって、皮膚への刺激が少ない弱酸性の石けんを使用することが望ましくなります。しかし、外陰部などは汗の成分が濃く、弱アルカリであることから、細菌が発生しやすくなります。このような部位には、抗菌成分であるトリクロサンと抗真菌成分のミコナゾールが配合された弱酸性洗浄剤であるコラージュフルフルでの洗浄が適しています。

　ベビー石けんは、皮脂や汗の分泌が活発な新生児用としてつくられたもので、アルカリ度が高いため、高齢者やドライスキンの方は控えたほうが望ましいといえます。洗浄後は弱酸性の石けんによる保脂湿＊も必ず行います。

＊**保脂湿**　保脂質と保湿のこと。

IADの特徴

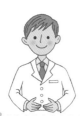

IAD発症のメカニズムを見てみると、便・尿失禁に伴って皮膚のpHのアルカリ化が起こり、皮脂膜が破綻、体位変換やおむつ交換時の機械的刺激ならびにおむつ内の湿度の上昇が、角層の水分保持能力の低下をきたし、IAD発症の引き金となります。また、臀部皮膚の皮脂量は顔面の10分の1以下、水分量は7割程度と報告されています。おむつ内の湿潤環境の中でも皮膚は非常に乾燥しているため、保湿ケアが必要です。

✚ 排尿、排便障害

IADは便・尿失禁を伴い、最初はピンクから赤色の紅斑として出現します。重症化すると皮膚損傷（表皮剥離、びらん、潰瘍化）が見られます。二次皮膚感染を起こしやすく、患部に不快感、疼痛、灼熱感（しゃくねつかん）、痒み、刺痛を感じることがあります。

さらに臀筋の萎縮や脂肪の減少、皮膚の弾力性の低下により、臀裂を中心に左右の臀部が密着した状態になることが多く、皮膚と皮膚の接触性の皮膚炎を起こしていることや臀部の真菌感染の合併が見られることもあり、注意深い観察が必要になります。

皮膚の損傷がない場合でも疼痛があることがあります。発生部位は尿・便の接触部位である会陰部、臀部、鼠径部であり、おむつ使用時はおむつが接触する広い範囲に及びやすくなります。排尿・排便障害を以下に示します。

▼排尿障害

排尿困難
頻尿
残尿
溢流性尿失禁（いつりゅう）

蓄尿障害
頻尿
〈尿道〉
腹圧性尿失禁
〈膀胱〉
過活動膀胱
切迫性尿失禁

▼排便障害

便失禁

便秘

排便障害とは？

ガス失禁

下痢

頻便

▼高齢者の便失禁タイプ

便の詰まり

肛門・直腸の神経筋の機能障害

直腸の貯留内容の減少／直腸の進展性の低下

　IADはただの接触性皮膚炎ではなく、消化酵素や細菌が皮膚の内部に侵入している状態です。したがって、発生する前に排泄物の付着を予防する失禁ケアと、皮膚の浸軟を防ぎ皮膚のバリア機能を回復させるスキンケアを積極的に行うことが必要です。そのためにも、まず皮膚をよく観察して変化に早く気付きましょう。

IADが重症化すると、表皮剥離、びらん、潰瘍化などの皮膚損傷が見られます。

先輩ナース

IADスキンケア

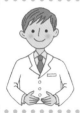

IADの発症を防ぐには予防的スキンケアが大切です。スキントラブルの予防は、感染や褥瘡の予防、夜間不眠のケアなどと連動し、患者の安全・安楽を中心とした自尊感情やQOLに大きな影響を及ぼします。したがって、予防的スキンケアの意義は大きいといえます。

予防的スキンケアのためのリサーチ

まず、次の内容をリサーチしましょう。

・患者さんのADLと全身状態
・栄養状態および栄養管理の方法
・便意・尿意の有無と排泄状況
・排泄管理の方法

また、必要ならば栄養サポートチームやリハビリチームとカンファレンスしましょう。

排泄ケアにおいて予防的なスキンケアを行う対象者は、失禁のためおむつを使用している方です。おむつ装着患者の臀部の皮膚は平均湿度が68.7%との報告もあり、おむつ内の皮膚は浸軟しやすい環境にあります。また、失禁のある臀部の皮脂量や水分量を測定し、顔面の皮膚と比較した結果、おむつ内皮膚のほうが皮脂量は低下し、水分量も低下したドライスキン傾向にあると報告されています。

これらのことから、おむつを装着することで、皮膚のバリア機能は低下し、アレルゲンや微生物が侵入しやすい状態にあるといえます。そこに尿・便による刺激、さらに頻回な皮膚洗浄やこすりすぎによる機械的刺激が加わり、おむつのずれや圧迫で皮膚障害が発生します。

排泄ケアにおける予防的なスキンケアの基本を以下に示します。

①スキンケアの原則（清潔・保湿・保護）を守る。
②洗浄剤や排泄ケア用品の特徴を知る。
③対象患者に適した洗浄剤や排泄ケア用品を選択する。
④確実で安全なケアを提供する。

おむつの使い方

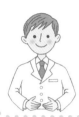

おむつはサイズ・形とも多種多様で、吸収力にも違いがあるので、個々の状態に合わせた選択が可能です。また、尿取りパッドは便を吸収しないため、少し高価ですが便失禁パッドを使用しましょう。まれにおむつ装着部位に一致して皮膚症状が出現する接触性皮膚炎は、紙おむつに使用されている繊維成分や吸収ポリマーがアレルゲンとなって発生するので注意が必要です。

✚ おむつの種類と正しい使い方

排泄物の量が多いからといって、おむつの重ね使いをするのは禁止です。また、尿取りパッドは便失禁には使用できないので便失禁パッドの使用が必要です。おむつは、外側で排泄物を止めてパッド（インナー）を固定する排泄アウターと、内側で排泄物を吸収する排泄インナーとに区分されます。アウターとインナーが同じメーカーのもの

であれば、アウターのギャザーの中にインナーが正しく収まり、排泄物の横漏れを防止します。代表的な排泄アウターにはテープ止め紙おむつやパンツ型おむつ、2Wayパンツがあります。使用者の身体状況や介護力を考慮したうえで、フィットしているサイズを選ぶことが大切です。紙おむつのチェックポイントを以下に示します。

▼紙おむつのチェックポイント

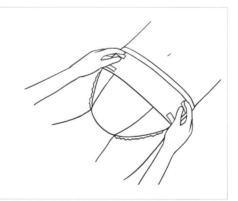

・体型に合っているか？
・身体の中心に対して左右の偏りがないか？
・紙おむつの上端が腸骨棘より上にきちんと出ているか？
・背中と紙おむつの間に隙間がないか？
・腹部を締め付けていないか？
・臀部を十分に覆えているか？

違和感・不快感・痛みなどの自覚症状に留意する。

▼紙おむつを重ねて使用した場合

●テープタイプ＋尿取りパッド1枚

	仙骨部	
	温度	湿度
装着時	32.4°C	49.0%
30分後	35.5°C	51.9%
60分後	36.3°C	53.5%

●テープタイプ＋尿取りパッド2枚

	仙骨部	
	温度	湿度
装着時	31.4°C	51.3%
30分後	35.7°C	58.6%
60分後	36.3°C	59.0%

出典：白十字株式会社「おむつ内環境の改善に向けて」より抜粋

▼おむつかぶれ予防の主なポイント

①おむつ交換をこまめに行う。おむつを当てるときは必ず肌を乾燥させてから。ふやけた肌が元に戻る。
②着用前にワセリンなどの塗り薬を塗れば、バリア機能が補強される。
③紙おむつは柔らかく、なめらかな材質のものや、肌にピッタリくっつきすぎないものを選ぶ。

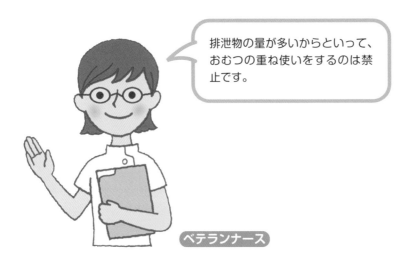

排泄物の量が多いからといって、おむつの重ね使いをするのは禁止です。

ベテランナース

おむつ交換時のアセスメント

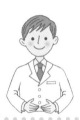

排泄物から皮膚を保護していても、拭き取りによる物質的刺激が皮膚症状を悪化させます。皮膚炎がある場合は、拭き取りよりも、微温湯での洗浄後に押さえ拭きをして保護クリームを塗り、ストーマケアで用いる皮膚保護パウダーを散布します。物質的刺激を予防し、症状の悪化を防ぐための保護ケアになります。皮膚トラブル予防のための観察のポイントは、排泄物を除去する際の拭き取りの強さ、排泄物の量と性状・回数です。

✚ おむつ交換時のアセスメント

どのようなケアが行われていたかを把握し、今後のケアを再検討します。便の性状はブリストルスケールで共有します。スキントラブルのアセスメントおよびブリストルスケールによる便性状の分類を以下に示します。このときのおむつ交換時のアセスメントは、現在のおむつや看護の評価となり、これからの看護の指標となります。失禁に対する現在の治療方法を見直し、今後の病態を予測して治療的・予防的なスキンケアを実践します。対象者に適した洗浄剤や排泄ケア用品を選択します。

▼スキントラブルのアセスメント

失禁の原因究明	・消化管の感染症、食事や水分摂取 ・下剤などの薬剤使用状況
便の性状・回数の観察	・便の性状と回数によりケア用品を選択するための観察が必要 ・黒色・赤色：消化管出血 ・緑色：MRSA腸炎 ・白色：ウイルス感染
現在のケア方法の見直し	・洗浄方法、洗浄回数 ・排泄パターンに合ったおむつの選択
スキントラブルの程度	・部位、範囲、大きさ、深さ ・感染徴候の有無

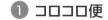▼ブリストルスケールによる便性状の分類

非常に遅い (約100時間)	❶ コロコロ便		硬くてコロコロした 兎糞状の便
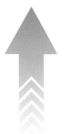	❷ 硬い便		短く固まった硬い便
	❸ やや硬い便		水分が少なく表面にひび割れの ある便
消化管の 通過時間	❹ 普通便		表面がなめらかで柔らかい バナナ状の便
	❺ やや柔らかい便		はっきりとしたしわのある 柔らかい半固形の便
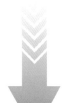	❻ 泥状便 _{でいじょうべん}		全体が泥のように一体化し 境界がない便
非常に早い (約10時間)	❼ 水様便		水のような便

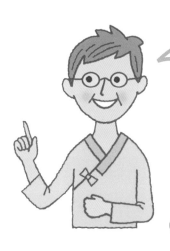

おむつ交換のときに、私たち患者の状況を調べてくださっているのですね。

患者さん

116

排泄介助で必要なスキンケア

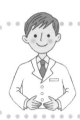

スキンケアの目的は、その援助を必要としている人の気持ちに寄り添い、その人にとって望ましい皮膚の状態を保持・保護し、あるいは障害を受けた皮膚を望ましい状態に回復できるよう援助することです。

おむつ交換時のスキンケア

IADの発生原因のところでも述べましたが、排泄物による化学的刺激とおむつ内環境による温度・湿度の上昇は、肛門周囲の皮膚を浸軟させ、スキントラブルの温床に仕立てています。したがって、排泄物を皮膚に滞留させず皮膚のバリア機能を保持・増進させるための保湿ケア、保護ケアが必要になります。

おむつ交換時のスキンケアを以下に示します。

・過剰な皮脂の除去を防ぐため、おむつ交換時の洗浄は1日1〜2回まで。
・洗浄後は、排泄物の皮膚への付着予防と浸軟予防のため、皮膚保護クリームなどを使用。
・洗浄以外のおむつ交換時は、摩擦を加えずに押さえ拭きとする。

軟便や下痢便の場合は、ストーマ用皮膚保護剤と軟膏基剤を使用します。排便の回数が多い場合は、油性の亜鉛華軟膏を3mmの厚さで塗布します。また、皮膚に滲出液がある場合は粉状皮膚保護剤を散布し、その上から油性の軟膏やクリームを塗布します。これには吸収作用、緩衝作用、皮膚保護作用の効果があります。油性軟膏の除去時には、オリーブオイルやベビーオイルを使用して優しく除去しましょう。

▼肛門局所の管理

基本的スキンケア
・微温などでの洗浄と予防的スキンケア
・感染症、腫瘍のチェック
・pH測定

▼スキンケアの原則

①清潔の保持
　お湯と石けんを用いた洗浄の重要性
②刺激物の除去
　排泄物はほとんどアルカリ性である
③機械的刺激の除去
　皮膚の清拭に用いる材料と手技に注意

▼肛門周囲のトラブル

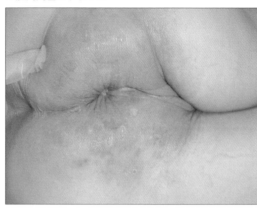

▼下痢によるびらん

①皮膚に便が付着
②便の成分によりスキンバリアが壊れる
③皮膚に炎症や浮腫が起きる

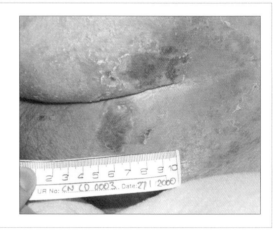

▼排泄介助で必要なスキンケア

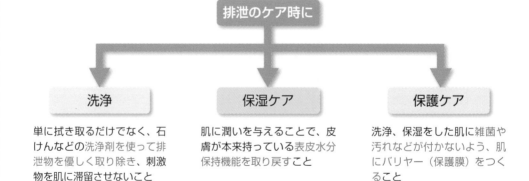

排泄のケア時に

洗浄	保湿ケア	保護ケア
単に拭き取るだけでなく、石けんなどの洗浄剤を使って排泄物を優しく取り除き、刺激物を肌に滞留させないこと	肌に潤いを与えることで、皮膚が本来持っている表皮水分保持機能を取り戻すこと	洗浄、保湿をした肌に雑菌や汚れなどが付かないよう、肌にバリヤー（保護膜）をつくること

出典：ユニ・チャーム株式会社ホームページより

▼便・尿失禁に伴う治療的スキンケア

紅斑	予防的スキンケア。感染が疑われるときには医師の診断を求める。
表皮剥離・びらん	洗浄時の疼痛緩和には、人肌に温めた生理食塩水で、洗浄圧をかけないで排泄物を除去する。
皮膚保護剤の使用	滲出液や排泄物の水分を吸収し、ゲル化➡アルカリ性の排泄物を弱酸性に緩衝する。

▼粉状皮膚保護剤

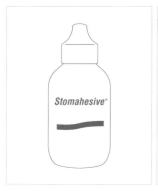
バリケアパウダー

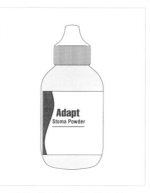
アダプトストーマパウダー

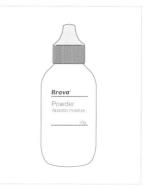
ブラバパウダー

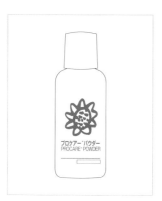
プロケアーパウダー

▼皮膚被膜剤

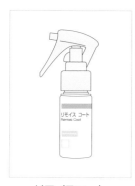
リモイスコート

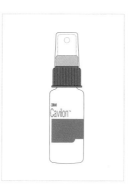
キャビロン
非アルコール性皮膜

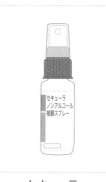
セキューラ
ノンアルコール被膜

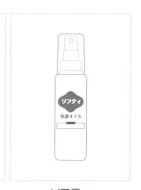
ソフティ
保護オイル

また、便失禁管理用、ドレナージ管理用の商品があります。アナルプラグ（コロプラスト社のペリスティーンなど）は肛門に挿入して排便回数を管理するもの、スキンクリーンコットン（帝人ファイバー社のSCCなど）は尿取りパッドやおむつに尿・便の水分を移行させるものです。また、便失禁管理システム（コンバテック社のフレキシシールなど）は、下痢便を閉鎖的に回収し、感染リスク・皮膚損傷リスクを低減するものです。こういったものを使うときは、QOLの向上を目指すことができ、本人の身体機能が低下しないものであることが必要です。使用方法を理解し、必ず評価しましょう。以下、便失禁管理、ドレナージ管理の商品を紹介します。

▼アナルプラグ（ペリスティーン）

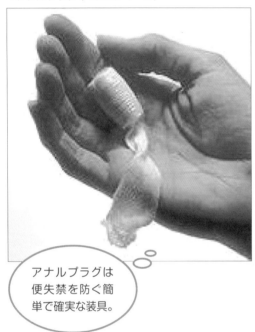
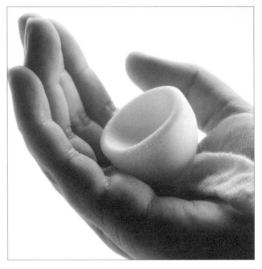

アナルプラグは便失禁を防ぐ簡単で確実な装具。

▼アナルプラグの挿入例

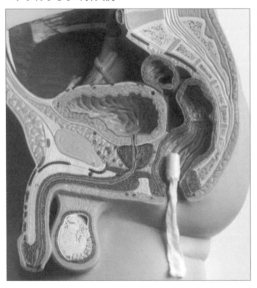
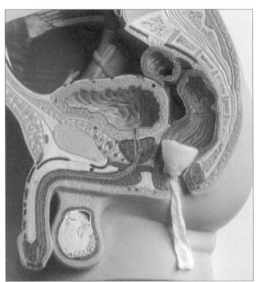

▼便失禁管理システム（フレキシシール）

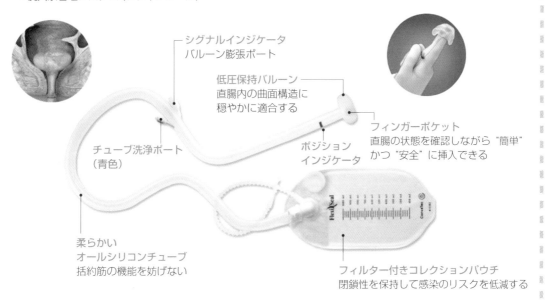

シグナルインジケータ
バルーン膨張ポート

低圧保持バルーン
直腸内の曲面構造に
穏やかに適合する

フィンガーポケット
直腸の状態を確認しながら"簡単"
かつ"安全"に挿入できる

チューブ洗浄ポート
（青色）

ポジション
インジケータ

柔らかい
オールシリコンチューブ
括約筋の機能を妨げない

フィルター付きコレクションパウチ
閉鎖性を保持して感染のリスクを低減する

下痢便を閉鎖的に回収し、感染リスク・皮膚損傷リスクを低減する

水様便を封じ込めることによる感染リスクの低減

●便による創汚染・創感染防止
肛門周囲の創傷・熱傷に対する排泄管理の改善により、栄養状態回復および Bacterial Translocation 予防に重要とされるスムースな経管栄養への切り替えをサポート

●便によるカテーテル汚染防止
清潔に保つことが難しいフォーリーカテーテルおよび各種血管カテーテル刺入部への水様便接触を予防

●院内感染拡大リスク低減
Clostridium difficile 等の細菌の感染源となりえる水様便を閉鎖的に回収・封じ込め

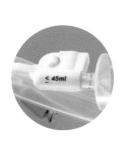

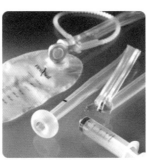

便の閉鎖的回収により、
院内感染等の在院日数延長に
つながるリスクを低減

▼スキンクリーンコットン (SCC)

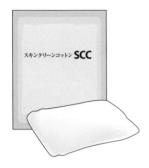

・非吸収性繊維綿
・専用制菌綿「ケミタックΣ」
・失禁した場合、瞬時に尿取りパッドまたはおむつに失禁を移行
　させる
・30g/1袋
・6300円/30袋
・製造販売：メディカルヘルス研究所

おむつ内環境

頻回な洗浄・清拭 ← → 頻回な排泄物の付着

肛門周囲皮膚炎

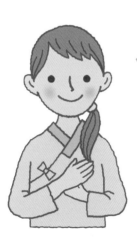

おむつ交換時のスキンケアは
患者にとって必要なことです。
大切な行為として私たちの気
持ちに寄り添っていただける
とありがたいです。

患者さん

環境改善

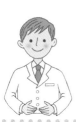

生活環境の変化は様々なストレスとなります。生活習慣や排泄環境の変化を強いられることや失禁を受け入れることは、ときにパニックをもたらします。自尊感情を尊重し、その人らしさを維持できる支援が重要です。加齢に伴う身体機能の低下は排泄行動にも影響します。ゆとりを持った声かけ、誘導を心がけ、プライバシーが保護された自然な排泄が可能な環境を整備しましょう。また、患者の情報をスタッフ間で共有しましょう。

排泄がスムースにできるための動作

排泄環境の整備は安全・安楽な生活状況をつくります。そのためには、使える制度、もの、人の関わりをうまく活用することが大切になります。排泄がスムースにできるためには様々な動作が必要になります。したがって、動きのサポート、日常生活支援など、チームでの支援が必要です。また、

排泄の姿勢ですが、寝た状態での排泄は、解剖学的にも困難になることを知っておいてください。

IAD予防ケアを通じて全身管理を考え、さらに全身管理から局所管理を考える習慣付けが大切です。この考え方が「見えないものを見る皮膚管理」です。

▼寝た姿勢での排泄（女性）

排尿時

尿道が水平になり、膀胱の伸縮が悪いと、尿が残る（残尿）。

尿にとっては出にくい姿勢である。

赤丸は尿道口を示す。

排便時

直腸と肛門の角度（直腸肛門角）が直角となる。排便のため、便は上に登らなければならない。

便にとっては出にくい姿勢である。

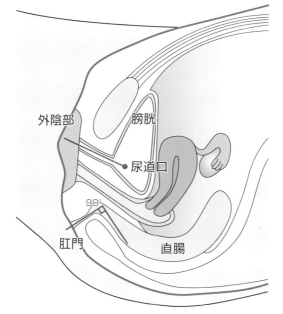

外陰部　膀胱

尿道口

90°

肛門　直腸

▼座った姿勢での排泄（男性）

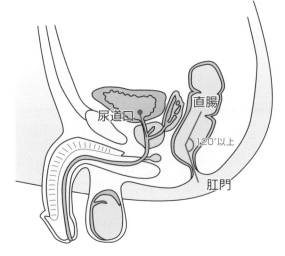

排尿時

尿道が直角になり、膀胱の伸縮が悪くても、尿は残らない。

尿にとっては出やすい姿勢である。

赤丸は尿道口を示す。

排便時

直腸と肛門の角度（直腸肛門角）が120度以上になり、肛門は下を向く。排便時には直腸も伸びる。

便にとっては出やすい姿勢となる。

尿道口　直腸　120°以上　肛門

▼排泄がスムースにできるには

排泄はいろいろな動作の組み合わせ

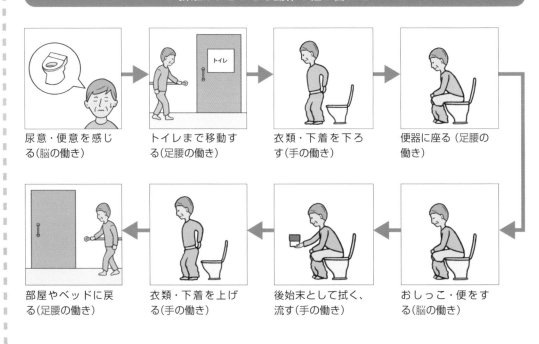

尿意・便意を感じる（脳の働き）　トイレまで移動する（足腰の働き）　衣類・下着を下ろす（手の働き）　便器に座る（足腰の働き）

部屋やベッドに戻る（足腰の働き）　衣類・下着を上げる（手の働き）　後始末として拭く、流す（手の働き）　おしっこ・便をする（脳の働き）

chapter 7

フットケア

健康寿命を延ばすため、足のスキンケアはとても大切です。

フットケアとは

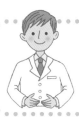

足の健康は高齢者のロコモティブシンドロームを予防します。ロコモティブシンドロームは運動器の障害であり、転倒や要介護の引き金となるので要注意です。筋骨格運動器疾患や加齢による運動器機能不全が原因です。

足の機能を知る

足には3つのアーチがあり、身体を支えています。第1に身体のバランスを保ち、体重移動をスムースにします。次に、クッションになって衝撃を吸収します。さらに体重をしっかり支えます。

しかし、足にトラブルがあると、重心が安定しにくくなり、筋力が弱ったり、膝や腰などの関節病が起こったり、転倒したり歩けなくなる原因となります。

患者と共に行うフットケア

足病変を予防するためには、患者に足への関心を持たせるための指導的なケアが大切です。まず足の大切さを認識してもらい、患者にわかりやす

いように生活指導とセルフケア指導を行います。足の状態だけでなく、あらゆる側面から生活者としての視点での関わりが必要になります。

足病変の観察

足病変はいったん発生すると治療に時間がかかります。そのため、予防のための観察が重要です。右の6項目について観察と情報収集を行います。

① 神経障害の状態
② 血行障害の状態
③ 足の変形の状態
④ 皮膚病変の状態
⑤ 靴の状態
⑥ 生活習慣

足病変のケア

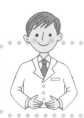

下腿は健常者においても血流量が少なく、創傷の治療には時間がかかります。

足病変のケア

糖尿病性神経障害患者では皮膚の動静脈シャントが多く、有効血流量の低下が認められます。このため日常より皮膚の清潔を保ち、足病変をつくらない予防が必要です。足病変のケアについて5項目を右に示します。

① 就寝前には微温湯と石けんで足を洗う。
② 就寝中はソックスを履いて足に傷をつくらないようにする。
③ 深爪はしばしば糖尿病性壊疽のきっかけとなる。深爪をしないように注意する。
④ 温覚障害が見られる場合は、温たんぽ、あんかの高温による熱傷に注意する。
⑤ 靴ずれに注意する。よくフィットした靴を履く。靴下を履かずに靴を履くことは危険である。

▼足トラブルの出現状況

足趾変形	外反母趾
末梢循環・神経障害	浮腫 しびれ 知覚鈍麻 足部疼痛 足背動脈触知不良
爪・爪床トラブル	肥厚爪 深爪 巻き爪 伸びすぎ
皮膚トラブル	角質肥厚 皮膚乾燥 胼胝 鶏眼 傷（亀裂）

出典：群馬県立県民健康科学大学紀要

▼爪と皮膚のケア①

爪と皮膚のケアのポイント

①足をきちんと洗うこと、爪を切ること
②足は柔らかいブラシなどを使って指の間、爪の
　間までしっかり洗う

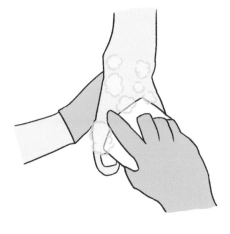

▼爪と皮膚のケア②

予防するための爪の切り方

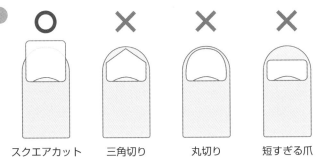

スクエアカット　　三角切り　　丸切り　　短すぎる爪

爪切りは2週間に一度程度
①爪は、スクエアカットにし、深爪にしない
②指の先端から少し（1mm以内）出る程度にカットする
③角を少し落とす

▼足を洗うために

・においが気になる
・蒸れが気になる
・身体のカビが気になる

汚れと共に「菌」も「におい」も洗う
薬用抗菌石鹸（コラージュフルフル石鹸シリーズなど）を使う

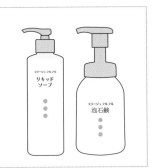

足病変の症例

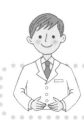

足病変の症例を以下に示します。

足病変の症例

身近な足病変の知識は、病変の進行や感染を防ぐのに役立ちます。

▼症例紹介

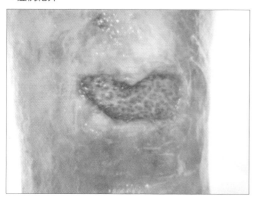

下腿潰瘍	
患者	：80歳代女性
既往歴	：本態性高血圧症、非弁膜症性心房細動
ADL	：自立、一本杖、間歇性跛行
自覚症状	：下垂時の両下腿部腫脹
動脈の触知	：膝窩動脈・足背動脈触知可

▼下腿全体

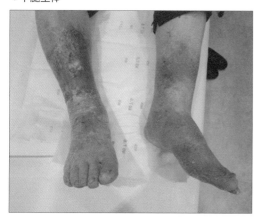

▼胼胝（たこ）

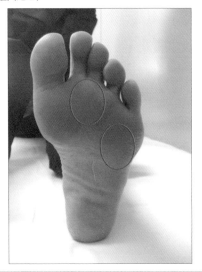

▼たこから皮膚潰瘍（治りが悪い傷）

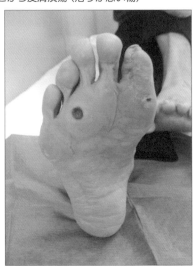

もし、この患者さんが糖尿病になって、足裏
の感覚が鈍くなる（神経合併症）と、胼胝か
ら皮膚潰瘍になり、治りが悪くなる。

▼神経合併症

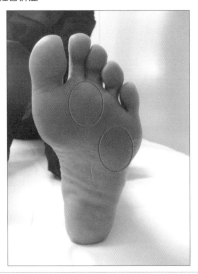

もし、この患者さんが糖尿病になって、冷た
い／熱い感覚が鈍くなる（神経合併症）と、
低温熱傷になり、進行して壊疽を起こす。さ
らに悪化して重症感染症となる。

▼壊疽（えそ）

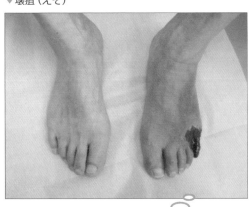

深爪は、しばしば糖
尿病性壊疽のきっか
けとなる。

▼低温熱傷

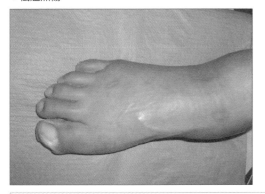 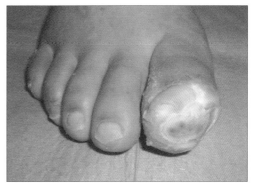

このまま皮膚科や形成外科などの専門医を受診せずに放置すると、もしかしたら!!

▼白癬（みずむし）

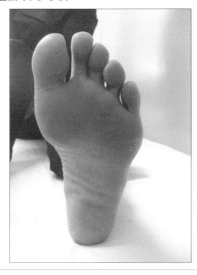

もし、この患者さんの足に白癬（みずむし）が起こったら、接触した顔や身体、髪の毛に発症することがある。また、足拭きマットやスリッパなどを共用することで、他の人への感染を広げる。

▼爪白癬（爪みずむし）

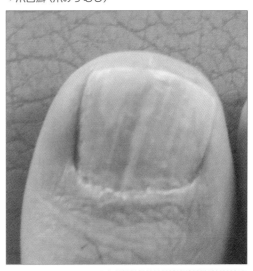

そして、この爪白癬（爪みずむし）を皮膚科で治療せず、感染を起こし、もし、その患者さんが糖尿病を患っていたら……。

参考文献

●松尾聿朗：ナースのための皮膚科学 第2版, p.26, 南山堂, 1999.

●穴澤貞夫監修：創傷治癒のメカニズム, ドレッシング―新しい創傷管理, pp.33-35, へるす出版, 1995.

●伊崎誠一：皮膚と健康―ストレスとたたかう皮膚の仕組み, 丸善, 1998.

●宮城良樹, 瀧川雅浩常任編集：スキンケアの実際, スキンケア概論, pp.2-4, 文化堂, 1999.

●田澤賢次編集：創傷管理と治癒システム, 金原出版, 1998.

●田澤賢次監修：皮膚保護剤とストーマスキンケア―基礎と臨床のすべて, 金原出版, 1998.

●宮地良樹・伊藤雅章編集：皮膚病変を読む―全身疾患と皮膚, 診断と治療社, 1998.

●上出良一：絆創膏かぶれ, 皮膚保護剤とストーマスキンケア, pp.182-186, 金原出版, 1998.

●田澤賢次他：スキンケアと創傷ドレッシング, 臨床看護, 25（2）：1272-1280, 1990.

●南由起子：医療用粘着剤によるスキントラブル, 穴澤貞夫・大村裕子監修, エキスパートナースMOOK15 よくわかるスキンケア・マニュアル, pp.92-97, 照林社, 1993.

●穴澤貞夫：医療用テープの使い方, ドレッシング―新しい創傷管理, pp.203-206, へるす出版, 1995.

●穴澤貞夫・大村裕子：カラー版よくわかるスキンケア・マニュアル, 照林社, 1993.

●田上八郎・宮地良樹・瀧川雅浩編集：皮膚科診療プラクティス5 スキンケアの実際, 文光堂, 1999.

●日本看護協会認定看護師制度委員会創傷ケア基準検討会編著：褥瘡ケアガイダンス, 日本看護協会出版会, 1999.

●宮地良樹・伊藤雅章編集：カラーアトラス 皮膚病変を読む―全身疾患と皮膚, 診断と治療社, 1998.

●高屋通子・徳永恵子編著：スキンケア―基本的知識から失禁・褥瘡・ストーマまで, pp.67-81, 南江堂, 1998.

●一般社団法人 日本創傷・オストミー・失禁管理学会編：ベストプラクティス スキン-テア（皮膚裂傷）の予防と管理, p6, 一般社団法人 日本創傷・オストミー・失禁管理学会, 2015.

●一般社団法人 日本創傷・オストミー・失禁管理学会編：ベストプラクティス スキン-テア（皮膚裂傷）の予防と管理, p.16-19, 一般社団法人 日本創傷・オストミー・失禁管理学会, 2015.

●一般社団法人 日本創傷・オストミー・失禁管理学会監修：日本語版STARスキンテア分類システム.

●溝上祐子・河合修三編著：知識とスキルが見てわかる専門的皮膚ケア, p.44, メディカ出版, 2008.

●宮地良樹編：スキンケア最前線（皮膚科診療最前線シリーズ）, メディカルレビュー社, 2008.

●清水宏：あたらしい皮膚科学 第2版, 中山書店, 2011.

●一般社団法人 日本創傷・オストミー・失禁管理学会：IADベストプラクティス, 照林社, 2019.

●市川佳映・須釜淳子：介護療養型医療施設におけるIncontinence-Associated Dermatitis（IAD）の有病率および看護ケア, 組織体制との関連, 日本創傷・オストミー・失禁管理学会誌2015;19（3）：319-326.

●市川佳映・四谷淳子・谷山一美：失禁を有する高齢者を対象とした尿臭の原因の検討, 日本創傷・オストミー・失禁管理学会誌2016：20（2）：86.

●真田弘美：便失禁のトータルマネジメント, エキスパートナース2013；29（12）：86.

●安部正敏：ジェネラリストのための これだけは押さえておきたい皮膚疾患, 医学書院, 2016.

●安部正敏編著：たった20項目で学べるスキンケア, 学研メディカル秀潤社, 2016.

索引

【著者紹介】

梶西　ミチコ（かじにし　みちこ）

大分県立厚生学院卒業、クリーブランドクリニックETスクール
聖路加国際病院分校卒業、国際医療福祉大学大学院卒業。
福岡大学病院看護師長、糸島医師会病院看護部長兼ET（Entero-
stomal Therapist）ナースを歴任。現在、社会医療法人財団白十
字会白十字病院勤務。
日本ストーマリハビリテーション学会理事・評議員、九州ストー
マリハビリテーション研究会幹事、小児ストーマリハビリテー
ション研究会世話人、日本褥瘡学会評議委員、老人泌尿器科研究
会世話人。

【キャラクター】

大羽　りゑ

【本文図版・イラスト】

タナカ　ヒデノリ

加藤　華代

【編集協力】

株式会社エディトリアルハウス

かんご　　げんば　　　　　　　　やくだ
看護の現場ですぐに役立つ
　　　　　　　　きほん
スキンケアの基本

発行日	2021年 7月20日	第1版第1刷

著　者　　梶西ミチコ
　　　　　かじにし

発行者　　斉藤　和邦
発行所　　株式会社　秀和システム
　　　　　〒135-0016
　　　　　東京都江東区東陽2丁目4-2　新宮ビル2階
　　　　　Tel 03-6264-3105（販売）Fax 03-6264-3094
印刷所　　三松堂印刷株式会社　　　　Printed in Japan

ISBN978-4-7980-6368-3 C3047

看護の現場ですぐに役立つ シリーズのご案内

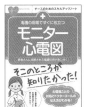

看護の現場ですぐに役立つ
モニター心電図

あなたは分厚い心電図の本を読み、細かい理論やたくさんの心電図の数値を前に、勉強が嫌になったことがありませんか？　看護の現場では理論よりも実践です。本書は、新人ナースがこれだけは覚えなければならないという心電図の基礎知識をわかりやすく図解で解説した入門書です。心電図は緊急度順に並べられ、すべての心電図に病歴や対処、ドクターコールの具体例、医師が行う治療を記載しているので、看護の現場ですぐに役立ちます。

【著者】 佐藤弘明　　　　　　　【発行】 2015 年 10 月刊
【定価】 1650 円（本体 1500 円＋税 10%）　ISBN　978-4-7980-4297-8

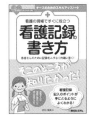

看護の現場ですぐに役立つ
看護記録の書き方

看護記録は、患者さんの日々の状態を記録するだけでなく、医療の透明性を確保するのに欠かせない記録です。特に、医療訴訟における重要な証拠とされています。しかし、新人ナースは日々の業務や看護スキルの習得に追われ、看護記録の書き方を学ぶ余裕がないでしょう。本書は、新人ナースのための看護記録の基礎知識と、簡潔で実用性の高い書き方を学べる入門書です。患者さんのために看護記録をムダなく的確に書きましょう！

【著者】 大口祐矢　　　　　　　【発行】 2015 年 10 月刊
【定価】 1650 円（本体 1500 円＋税 10%）　ISBN　978-4-7980-4438-5

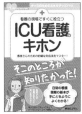

看護の現場ですぐに役立つ
ICU 看護のキホン

あなたは集中治療（ICU）看護と聞いて、どんなイメージを持つでしょうか？　ICU への配属経験のないナースは「いつも忙しそう」「覚えることがたくさんあって大変そう」というマイナスイメージを持つようです。本書は、新人ナースや ICU に配属されたばかりのナースのための ICU 看護の基本が手に取るようにわかる入門書です。忙しい人でも知りたいことをすぐにイメージできるように、ポイントを絞って簡潔に記載しています。

【著者】 株式会社レアネットドライブ ナースハッピーライフ編集グループ
【発行】 2016 年 2 月刊　　　【定価】 1760 円（本体 1600 円＋税 10%）
ISBN　978-4-7980-4522-1

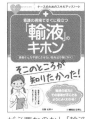

看護の現場ですぐに役立つ
「輸液」のキホン

看護師は様々な科で働いていますが、輸液はどの科でも必要とされる重要なスキルです。しかし、教科書を読んでもわかりにくく苦手にしている方も多いのではないでしょうか。本書は、輸液の基礎知識を看護師が知っておかなければならない範囲に絞って簡潔に解説します。「実際の点滴の仕方」「どのような器具が必要なのか」「輸液ポンプ、シリンジポンプの使い方」といった看護師の現場で役立つ実践的な知識が身に付きます。

【著者】 佐藤弘明　　　　　　　【発行】 2016 年 7 月刊
【定価】 1650 円（本体 1500 円＋税 10%）　ISBN　978-4-7980-4296-1

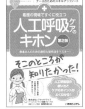

看護の現場ですぐに役立つ
人工呼吸ケアのキホン［第 2 版］

人工呼吸器は、人命を預かる大切な機械です。しかし、覚えることがたくさんあるので、なんとなく敬遠して、そのまま苦手になっている看護師も多くいます。本書は、先輩に聞きにくい新人ナース、いまさら聞きにくかったり、復習しておきたいベテランナースを対象に、人工呼吸器看護に求められる最新の基礎知識を、ポイントを絞って図解で丁寧に解説します。また、訪問看護師と介護家族、非専門医やプライマリケア医にもおすすめします。

【著者】 株式会社レアネットドライブ ナースハッピーライフ編集グループ・長尾和宏（監）
【発行】 2021 年 3 月刊　　　【定価】 1650 円（本体 1500 円＋税 10%）
ISBN　978-4-7980-6424-6

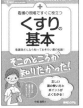

看護の現場ですぐに役立つ
くすりの基本

看護学生にとって薬理学は、わかりづらく苦しい時間です。新人ナースになっても、現場のいそがしさに遠慮して、薬についてわからないことを先輩に聞けないまま不安に過ごしている人がいます。本書は、看護師なら知っておきたい「医薬品の基礎知識」を的確に身に付けられるように、わかりやすく解説した入門書です。間違いやすい薬の特徴や詳しい作用機序など、現場ですぐに使えるポイントがパッと見てわかるようになっています。

【著者】 中尾隆明　　　　　　　【発行】 2016 年 8 月刊
【定価】 1650 円（本体 1500 円＋税 10%）　ISBN　978-4-7980-4722-5

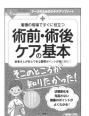

看護の現場ですぐに役立つ
術前・術後ケアの基本

新人看護師にとって術前・術後の看護は、非常に神経を使います。迅速に適切な看護をするには、患者のどこを見て、何を記録するのか、準備するもの、患者の既往や術後の合併症リスクなどの観察ポイントを事前にまとめなければなりません。本書は、新人看護師向けに術前・術後看護における必須の基礎知識をまとめ、効率よく必要な情報を収集し、アセスメントする技能が身に付くスキルアップノートです。患者さんが安心できる看護師になれます！

【著者】 大口祐矢　　　　　　　【発行】 2016 年 11 月刊
【定価】 1650 円（本体 1500 円＋税 10%）　ISBN　978-4-7980-4836-9

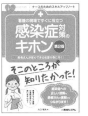

看護の現場ですぐに役立つ
感染症対策のキホン［第 2 版］

感染症対策の知識は、看護師（ナース）自身の身を守るためにも、患者さんの安全な入院生活のためにも必要不可欠です。しかし、忙しい臨床現場では先輩看護師に再確認する場もないでしょう。そこで本書では、看護師のために臨床現場ですぐに役立つ感染症対策の知識をまとめました。基礎知識から、臨床現場でよく見かける感染症、処置に対しての感染症対策、事例、病棟以外の部署での対策などをわかりやすく解説します。

【著者】 大口祐矢　　　　　　　【発行】 2020 年 9 月刊
【定価】 1760 円（本体 1600 円＋税 10%）　ISBN　978-4-7980-6262-4

看護の現場ですぐに役立つ
シリーズのご案内

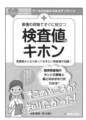

看護の現場ですぐに役立つ
検査値のキホン

血液検査、尿検査など、臨床検査値は、治療の方針や薬の処方等を検討する上での重要な指針です。昨今では、院外処方箋に血液検査の値が表示されるなど、重要度を増しています。本書は、忙しい看護師向けに実践ですぐに役立つ検査値の基礎知識を、イメージしやすいイラスト付きでわかりやすく解説した入門書です。ベテラン看護師による補足説明が随所にあるので、看護師になりたての方からベテランの方まで幅広く参考にしてください。

【著者】 中尾隆明・岡 大嗣
【定価】 1540円（本体1400円＋税10％）　　ISBN　978-4-7980-4977-9
【発行】 2017年3月刊

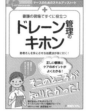

看護の現場ですぐに役立つ
ドレーン管理のキホン

新人ナースにとって、ドレーン管理は知っているようで知らない知識です。ドレーンにはどのような種類があるか、どのようなときにドレナージを行うのか、知らなければならないことがたくさんあります。本書は、新人ナースや介護家族向けに、ドレーン管理に必要な基礎知識や観察ポイントを図解でわかりやすく学べるようにまとめた入門書です。誰かに聞きたくても聞けなかったドレーン管理について、初歩の知識からポイントを絞って簡潔に解説します。

【著者】 株式会社レアネットドライブ ナースハッピーライフ編集グループ・長尾和宏（監）
【発行】 2017年3月刊　　【定価】 1650円（本体1500円＋税10％）
ISBN　978-4-7980-4978-6

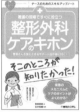

看護の現場ですぐに役立つ
整形外科ケアのキホン

整形外科は、患者さんの日常生活動作（ADL）の向上が重要な治療目的の一つです。チーム医療が推進されるなか、ナースも整形外科ケアで重要な役割を担っており、患者さんの不安を取り除くなど心身のサポートも求められています。本書は、多忙なドクターや先輩ナースに質問できない人のために、整形外科ケアに役立つ専門知識をコンパクトにまとめたスキルアップノートです。疾患のメカニズムとケアのポイントが身に付きます！

【著者】 宮原明美・永木和載（監）　　【発行】 2017年8月刊
【定価】 1760円（本体1600円＋税10％）　　ISBN　978-4-7980-5039-3

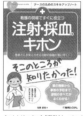

看護の現場ですぐに役立つ
注射・採血のキホン

医療スタッフにとって、注射・採血は基本中の基本といえる業務です。しかし、穿刺の際に痛みを伴うため、患者さんによっては怒りだしたり、トラブルの原因となってしまう可能性が高い医療行為の一つです。本書は、看護経験が比較的浅い看護師向けに、注射と採血を的確に行うための基礎やテクニックをわかりやすく解説します。穿刺について苦手意識を持っている看護師も、正しい手順や知識を理解することで苦手意識の克服ができます。

【著者】 佐藤智寛　　　　　　　　　　　　【発行】 2017年11月刊
【定価】 1540円（本体1400円＋税10％）　　ISBN　978-4-7980-5245-8

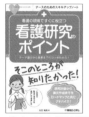

看護の現場ですぐに役立つ
看護研究のポイント

「仕事だけでも手一杯なのに、看護研究の係になってしまった！」看護師さん。その気持ち、よーくわかります。新人に限らず、看護研究に苦手意識を持つ看護師はたくさんいます。本書は、新人看護師を対象に、テーマの決め方から研究デザインの設計、研究計画書の作成、具体的な進め方などを紹介。人前でも恥ずかしくない研究成果の発表など、図版と共にそのコツをていねいに解説します。きっと自信がつくことでしょう。

【著者】 大口祐矢　　　　　　　　　　　　【発行】 2017年12月刊
【定価】 1760円（本体1600円＋税10％）　　ISBN　978-4-7980-5131-4

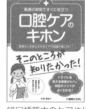

看護の現場ですぐに役立つ
口腔ケアのキホン

口腔の健康は、話すこと、自分の口で食べられることなど日常生活において非常に重要です。しかし、看護師の多忙な業務のなかで患者の口腔ケアは後回しにされがちです。本書は、現場の看護師に向けて、口腔ケアの基本から症状に合わせたケア方法など、患者さんを安心させる看護師のための口腔ケアの知識を解説します。経口挿管中のケアや片麻痺がある人のケアなど、疾患別の治療法や日常生活の注意点、状態に応じた必要物品などがよくわかります。

【著者】 中澤真弥　　　　　　　　　　　　【発行】 2017年12月刊
【定価】 1540円（本体1400円＋税10％）　　ISBN　978-4-7980-5249-6

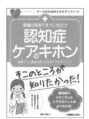

看護の現場ですぐに役立つ
認知症ケアのキホン

認知症ケアの経験が浅いナースは、「認知症の人とどう接していいかわからない」という戸惑いを感じることでしょう。それは認知症を恐ろしいものという誤ったイメージでとらえているからです。本書は、新人ナース向けに、認知症のメカニズムとケアのポイントをわかりやすく解説したスキルアップノートです。認知症患者との日ごろの接し方、問題行動の対処、家族の支え方などを、経験の薄い新人ナースでもしっかり学び理解を深められます。

【著者】 長尾和宏　　　　　　　　　　　　【発行】 2017年12月刊
【定価】 1650円（本体1500円＋税10％）　　ISBN　978-4-7980-5325-7

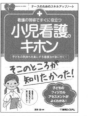

看護の現場ですぐに役立つ
小児看護のキホン

小児看護は、赤ちゃんから高校生まで幅広い患者さんを対象とします。自覚症状を正確に訴えることができない子どもの状態を把握するには、子どもの発達段階に合わせたコミュニケーションが欠かせません。本書は、小児看護に携わるナースを対象に、子どもの気持ちを楽にする看護法とフィジカルアセスメントのノウハウを解説した教科書です。小児の心と体や生活習慣、年齢特有の疾患など、小児看護の基本的なポイントがわかります。

【著者】 渡邉朋（代表）　　　　　　　　　【発行】 2018年2月刊
【定価】 1650円（本体1500円＋税10％）　　ISBN　978-4-7980-5246-5

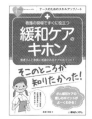
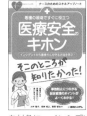
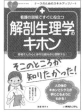
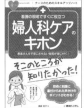
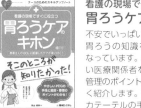
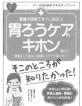
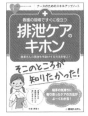
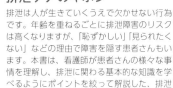

ナースのための
スキルアップ
ノート

看護の現場ですぐに役立つ
シリーズのご案内

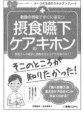

看護の現場ですぐに役立つ
摂食嚥下ケアのキホン

私たちは、誰もが口からものを食べる行為を当たり前のこととして生活しています。しかし、高齢化など様々な理由から飲み込み機能に障害をきたし、口から食べることが困難な患者さんも少なくありません。本書は、看護の現場で求められる、老化にともなう摂食嚥下の問題や、高齢者への対応をやさしく解説した、ナースのためのスキルアップノートです。口から食べることの意義、疾患別の対応法、予防や在宅ケアの支援方法などがわかります。

【著者】 斉藤雅史・松田直美　　【発行】 2018 年 9 月刊
【定価】 1650 円（本体 1500 円＋税 10%）　ISBN 978-4-7980-5418-6

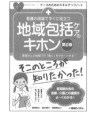

看護の現場ですぐに役立つ
地域包括ケアのキホン［第2版］

地域包括ケアシステムは、国が推進する医療・介護・福祉施策の核です。超高齢化社会において地域の包括的な支援・サービスを提供する体制として期待されています。本書は、新人看護師を対象に「地域包括ケアのキホン」を医療や介護の現場での実践を踏まえながら学ぶ入門書です。保険の仕組み、地域ケア病棟（病床）、入院事例、在宅介護や介護サービスまで解説します。第 2 版では診療報酬改定を反映し、最新情報を盛り込みました。

【著者】 荒神裕之・坂井暢子・雑賀智也　【発行】 2020 年 9 月刊
【定価】 1650 円（本体 1500 円＋税 10%）　ISBN 978-4-7980-6223-5

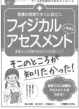

看護の現場ですぐに役立つ
フィジカルアセスメントのキホン

フィジカルアセスメントが看護師にとって欠かせないものとして看護基礎教育に導入されてから、はや 10 年が経ちました。とはいえ、実際に学校や大学で習った技術を臨床の現場で使うのは簡単なことではありません。本書は、看護の現場における目の前の患者さんや、緊急時の救命に必要なフィジカルアセスメントの基礎知識をわかりやすく解説します。臨床でよく見られる症状を系統別にあげ、それぞれに必要なアセスメントを紹介します。

【著者】 横山美樹・足立容子・片桐郁代　【発行】 2018 年 12 月刊
【定価】 1540 円（本体 1400 円＋税 10%）　ISBN 978-4-7980-5248-9

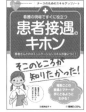

看護の現場ですぐに役立つ
患者接遇のキホン

臨床の接遇・マナー指導では「あたりまえのことがなぜできないの」という言葉をよく聞きます。しかし、その「あたりまえ」は育った環境によって異なるため、学習し練習することこそ重要です。本書は、患者さんとのコミュニケーションに必要な接遇・マナーを学習し、練習できるスキルアップノートです。院内での振舞い方、話し方、亡くなられた際の対応、メールの文面、クレームを受けたときの対応など知りたかったことがわかります！

【著者】 三瓶舞紀子　　【発行】 2018 年 12 月刊
【定価】 1650 円（本体 1500 円＋税 10%）　ISBN 978-4-7980-5419-3

看護の現場ですぐに役立つ
フットケアの基本スキル

近年、糖尿病の人口が増加していることに伴い、合併症による糖尿病性足病変が増えています。そうした足のトラブルはフットケアで予防することができるため、早期発見、早期治療を含めたケアが重要になっています。本書は、糖尿病足病変を中心に様々な足トラブルに対応したフットケアの実践術を看護師向けに解説します。原因や発生機序、足病変の種類、糖尿病性足病変を予防するための診察や治療、セルフケアの方法などがわかります。

【著者】 中澤真弥　　【発行】 2019 年 1 月刊
【定価】 1650 円（本体 1500 円＋税 10%）　ISBN 978-4-7980-5387-5

看護の現場ですぐに役立つ
消化器看護のキホン

消化器疾患の医療は目覚ましい発展を遂げていますが、効果的な治療をするにはチームの連携が不可欠です。なかでも、患者さんと密接な関わりを持つ看護師の役割は重要です。患者と医師、ほかの医療従事者、そして家族との連携をとるために、必要な知識や技術を身に付けなければなりません。本書は、看護の現場ですぐに役立つ消化器系の解剖生理学、疾患の症状、検査や診断、治療、看護技術やケアなどをイラストや図を使ってわかりやすく解説しました。

【著者】 中澤真弥　　【発行】 2019 年 5 月刊
【定価】 1760 円（本体 1600 円＋税 10%）　ISBN 978-4-7980-5384-4

看護の現場ですぐに役立つ
人体のキホンと名前の図鑑

看護師にとって解剖学の基礎知識は必須です。けれども、複雑な人体の形態・構造をすべて把握することは容易ではありません。本書は、看護の現場で必須の人体の構造について、大きなカラーイラストを交えながら学べるようにした入門書です。コメディカルにとって重要な部分を抜き出して解説しているので、忙しい看護師の効率的な復習にも最適です。重要語句は赤文字になっているので、赤シートで穴埋め問題としても使えます。

【著者】 雑賀智也　　【発行】 2019 年 11 月刊
【定価】 1650 円（本体 1500 円＋税 10%）　ISBN 978-4-7980-5691-3

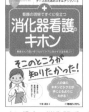

看護の現場ですぐに役立つ
カルテの読み書き

看護師が日々の看護を実践するうえで欠かせないもの、それがカルテです。本書は、看護記録に限定されない、多職種が共同で使用する「カルテ」について基礎から電子カルテまで丁寧に解説しました。医者、看護師だけでなく、コメディカルが患者とどのように接してどのような記録をしているかを知り、カルテから読みとることができるようになります。医療安全管理の推進を図ると共に、情報共有、ヒューマンエラーの防止にも役立ちます。

【著者】 松井美穂・雑賀智也（編著）　【発行】 2019 年 12 月刊
【定価】 1540 円（本体 1400 円＋税 10%）　ISBN 978-4-7980-5782-8

ナースのための
スキルアップ
ノート

看護の現場ですぐに役立つ
シリーズのご案内

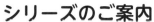

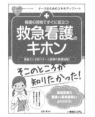

看護の現場ですぐに役立つ
救急看護のキホン

救急搬送は年々その数を増し、年570万件を超えました。さらに、高齢化・核家族化が進み、介護や生活の問題などもからみ、内容が複雑化しています。本書は、看護の現場で働く医療従事者のために、救急看護の基本であるトリアージや生活行動の援助、緊急薬剤の使用方法などを、イラスト付きの平易な文章でわかりやすく図解した入門書です。救急医療をチームとして行うための知識・技術・コミュニケーション力が身に付きます。

【著者】 志賀 隆・冨田敦子・野呂美香・菱沼加寿子(訳)・奥村将年・森 一直・林 実・石塚光太郎・小出智一・大楠崇浩
【発行】 2020年2月刊 【定価】 1650円(本体1500円＋税10%)
ISBN 978-4-7980-5690-6

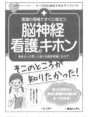

看護の現場ですぐに役立つ
脳神経看護のキホン

新人ナースが看護の現場に立つと、参考書と臨床で異なることが多く、看護の知識を現場に落とし込むのに苦労することがよく起こります。そんなときに役立つのが、患者さんの率直な言葉です。本書は、脳神経看護の基礎知識や技術について、著者が看護の現場で学んだ知識や、患者さんから学んだことをより詳しく、わかりやすく、簡単に解説した、ナースのための入門書です。臨床で困ったときにすぐに立ち返れる脳神経本としても使えます。

【著者】 久松正樹 【発行】 2020年3月刊
【定価】 1650円(本体1500円＋税10%) ISBN 978-4-7980-5688-3

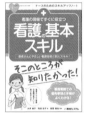

看護の現場ですぐに役立つ
看護の基本スキル

看護師になりたててで、すべての基礎看護技術を理想通りにこなせる人はいません。しかし、その中ですぐに身に付けたい、特に大事な技術がコミュニケーションのとり方や、自分の感情を支えるスキルです。本書は、新人看護師を対象に、現場で役立つ看護の基本スキルを図解でわかりやすく解説した入門書です。看護技術の手順で最優先すべきことを病棟の日勤帯の流れに沿って解説しているので、新人看護師にとっても馴染みやすく、看護業務にすぐに役立つ内容となっています。

【著者】 大坪陽子・岡田宏子・雑賀智也(監) 【発行】 2020年3月刊
【定価】 1760円(本体1600円＋税10%) ISBN 978-4-7980-5783-5

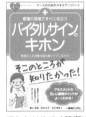

看護の現場ですぐに役立つ
バイタルサインのキホン

いま、看護職の方が働く現場は、病院だけでなく在宅も含めて大きく広がっています。様々な現場で活躍している看護師は、他の医療・介護職の方と協働することも増えてきました。本書は、新人や基本を学びなおしたい看護職のために、バイタルサインを正しく観察・測定・評価して伝える技術を、豊富なイラストでわかりやすく簡潔に解説した入門書です。バイタルサインがわかると、患者さんや家族の方に適切な説明ができます！

【著者】 横山美樹・西村礼子・太田雄馬 【発行】 2020年3月刊
【定価】 1650円(本体1500円＋税10%) ISBN 978-4-7980-5787-3

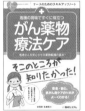

看護の現場ですぐに役立つ
がん薬物療法ケア

抗がん剤治療を受ける患者が増加するとともに、がん薬物療法看護の重要性が増しています。しかし、その知識は複雑で、実践する看護師から「怖い」「苦手」「不安」という発言をよく耳にします。本書は、忙しい看護師のために、がん薬物療法の基礎知識と看護技術のポイントをわかりやすくまとめた入門書です。抗がん剤とはどういうもので、どう取り扱うのか、副作用はどこを観察すればよいのかなど、必須の知識がすぐに身に付きます。

【著者】 中別府多美得 【発行】 2020年4月刊
【定価】 1760円(本体1600円＋税10%) ISBN 978-4-7980-5689-0

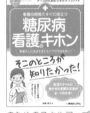

看護の現場ですぐに役立つ
糖尿病看護のキホン

糖尿病患者数は増加しており、専門の病棟や外来だけでなく、どの領域の看護師であっても糖尿病看護に関する知識を持っておくことが必要です。本書は、糖尿病の病態や合併症、治療など医学的知識を整理しながら、患者さんの心理的側面や社会的側面も考慮しつつ看護できるようにわかりやすく解説した、ナースのためのスキルアップノートです。患者さんの生活スタイルに合わせた支援の方法を学び、その人らしい人生を送れる手助けをしましょう。

【著者】 柏崎純子 【発行】 2020年4月刊
【定価】 1760円(本体1600円＋税10%) ISBN 978-4-7980-5834-4

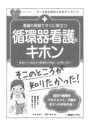

看護の現場ですぐに役立つ
循環器看護のキホン

食生活の欧米化や高齢化の進行により生活習慣病が増えています。それに伴い、循環器疾患も急増し、将来的な課題となっています。本書は、現場で働くナースのために循環器看護の基本である解剖整理、疾患、症状、検査、診断、治療などをわかりやすく解説し、苦手な人でも基礎から学ぶことができる循環器看護の入門書です。必要となる頻度の高い知識を優先した内容をコンパクトにまとめているので、日々忙しい看護師の参考書として最適です。

【著者】 中澤真弥・雑賀智也(監) 【発行】 2020年5月刊
【定価】 1760円(本体1600円＋税10%) ISBN 978-4-7980-5385-1

看護の現場ですぐに役立つ
症状別看護過程

「看護過程とは何か？」と聞かれて、どう答えますか？ ベテラン看護師でさえ、納得のいく答えを言える人は少ないのではないでしょうか。類書を調べてみてもほとんど説明されないまま、いきなり「症状別」や「疾患別」の解説が始まっています。本書は、「看護過程」をきちんと理解してもらったうえで、その具体的な中身を解説しています。看護学生から臨床経験を積んだ看護師まで、本書を通してじっくり学んでいただけるように、との思いを込めて執筆しました。

【著者】 大口祐矢 【発行】 2020年5月刊
【定価】 1650円(本体1500円＋税10%) ISBN 978-4-7980-5928-0

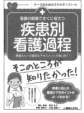

看護の現場ですぐに役立つ
疾患別看護過程

看護過程は、看護師が使いこなすべきツールです。しかし、看護基礎教育や実習でじっくり学んだ方でも、「看護診断がよくわからない」「アセスメントが難しい」という声をよく聞きます。本書は、忙しい現役看護師、看護学生を対象に、看護過程の考え方のポイントを解説し、臨床で遭遇する機会の多い主要な疾患を持つ患者さんにどのように看護を行うのか、事例を用いて短時間でわかりやすく学べるように解説したスキルアップノートです。

【著者】 横山美樹・西村礼子・伊東美奈子・太田雄馬
【発行】 2020 年 10 月刊　【定価】 1760 円（本体 1600 円＋税 10%）
ISBN 978-4-7980-5929-7

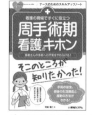

看護の現場ですぐに役立つ
周手術期看護のキホン

近年、周手術期医療における入院期間が短縮化しています。そのため、手術に挑む患者がどのような心理状態にあり、どのような不安を抱くのかをじっくり把握する時間も短くなっています。本書は、周手術期医療について「経過が早くて追いつけない」「確認事項や観察項目が多くて緊張する」「ドレーンやチューブ管理が苦手」など不安や悩みを抱えるナースのために、技術と患者心理をわかりやすく解説した入門書です。安心安全な手術療法を支える技術を身に付けましょう。

【著者】 兒嶋章仁　　　　　　　　　　　【発行】 2020 年 7 月刊
【定価】 1650 円（本体 1500 円＋税 10%）　ISBN 978-4-7980-5214-4

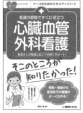

看護の現場ですぐに役立つ
心臓血管外科看護

看護師は病院や在宅において、患者と関わる時間が最も長い医療者です。そんな看護師が外科手術を受けた患者のわずかな変化に気づけるなら、患者や家族を救うことになります。本書は、若手看護師のために、心臓血管外科看護の基礎知識を解説したスキルアップノートです。解剖生理の基本だけでなく、人工心肺装置や補助循環への知識、患者へのケア、術後リハビリテーション、在宅リソースの活用など、気づきにつながる幅広い知識が身に付きます。

【著者】 前田 浩　　　　　　　　　【発行】 2020 年 7 月刊
【定価】 1650 円（本体 1500 円＋税 10%）　ISBN 978-4-7980-5785-9

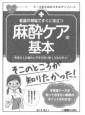

看護の現場ですぐに役立つ
麻酔ケアの基本

良好な周術期管理は、患者さんをより早く日常生活に復帰させる効果があります。看護師は良好な周術期管理のために、麻酔科医が何を考え、何をしているのかを知り、息を合わせる必要があります。本書は、若手の看護師や初期研修医、その他の医療従事者向けに、麻酔の基本から術前術後管理まで、イラストを使ってわかりやすく解説したスキルアップノートです。手術室ナースが知っておきたい麻酔のポイントがわかります！

【著者】 佐々木克之　　　　　　　　　【発行】 2020 年 7 月刊
【定価】 1760 円（本体 1600 円＋税 10%）　ISBN 978-4-7980-5965-5

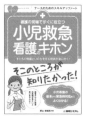

看護の現場ですぐに役立つ
小児救急看護のキホン

小児患者は成人患者とはまったく異なり、バイタルサインの正常値や身体機能が年齢（体重）により大きく変わります。本書は、ナースのための小児救急看護の基本から緊急時対応までわかりやすく解説した入門書です。小児患者の年齢による違いを意識的に覚え、そのうえでツールを活用する方法が身に付きます。救急という切迫した状態だけではなく、軽傷の場合や入院中のケアなども含めて必要な援助を見極め、適切な看護ができるようになります。

【著者】 横山奈緒実　　　　　　　　　【発行】 2020 年 7 月刊
【定価】 1760 円（本体 1600 円＋税 10%）　ISBN 978-4-7980-5966-2

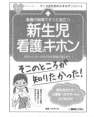

看護の現場ですぐに役立つ
新生児看護のキホン

学校で学ぶ知識は成人看護が多くの部分を占めており、新生児看護は非常に狭い分野です。超高齢化社会となり、どうしても高齢者へ目が向きがちですが、新生児看護はおろそかにできません。本書は、新生児を看護するうえで必要な生理学の知識や日常生活援助などを図や写真を交えて、わかりやすく解説した、ナースのためのスキルアップノートです。新生児の観察法や適切なアセスメント、新生児蘇生、そして家族看護のあり方まで身に付きます。

【著者】 菅野さやか　　　　　　　　　【発行】 2020 年 8 月刊
【定価】 1760 円（本体 1600 円＋税 10%）　ISBN 978-4-7980-5967-9

看護の現場ですぐに役立つ
急変時対応のキホン

看護の現場では急変時対応が求められるシーンが多々あります。急変時には、慌てず騒がず、状況を俯瞰的に見て、先を読んで対応することが大切です。そのためには、日頃から患者さんの観察を行うことや、急変の際に使用できる機器に慣れることも重要です。本書は、現場で急変時対応にあたるナースのために、基本的な対応から、フィジカルアセスメント、家族への対応まで解説したスキルアップノートです。いざというとき、あなたの力が発揮できるようサポートします。

【著者】 住永有梨・辻本真由美　　　　　【発行】 2020 年 8 月刊
【定価】 1650 円（本体 1500 円＋税 10%）　ISBN 978-4-7980-5968-6

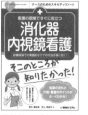

看護の現場ですぐに役立つ
消化器内視鏡看護

日本における死因の 1 位はがんです。なかでも消化器系のがんは多く、内視鏡検査の需要が高まっています。しかし、内視鏡診療は受検者の負担が大きく、鎮静薬の使用など、患者管理は看護師の重要な役割になります。本書は、消化器内視鏡を中心に、内視鏡の知識や処置の流れ、感染管理、スコープの故障と予防策など介助・看護のポイントを学べるスキルアップ教科書です。初学者の予習復習、経験者のちょっとした確認にも活用いただけます。

【著者】 青木亜由美・河上真紀子　　　　【発行】 2021 年 1 月刊
【定価】 1980 円（本体 1800 円＋税 10%）　ISBN 978-4-7980-6198-6